U0148415

儿童风湿免疫病
百问百答

北京儿童医院免疫科主任

毛华伟　主编

中国轻工业出版社

图书在版编目（CIP）数据

儿童风湿免疫病百问百答／毛华伟主编 . —北京：中国轻工业
出版社，2023.9
ISBN 978-7-5184-3951-5

Ⅰ．①儿… Ⅱ．①毛… Ⅲ．①小儿疾病—风湿性疾病—免疫
性疾病—诊疗—问题解答 Ⅳ．① R725.9-44

中国版本图书馆 CIP 数据核字（2022）第 059014 号

责任编辑：卢　晶　　　　责任终审：劳国强　　整体设计：奥视读乐
策划编辑：张　弘　卢　晶　责任校对：宋绿叶　　责任监印：张京华
出版发行：中国轻工业出版社（北京东长安街 6 号，邮编：100740）
印　　　刷：北京博海升彩色印刷有限公司
经　　　销：各地新华书店
版　　　次：2023 年 9 月第 1 版第 2 次印刷
开　　　本：710×1000　1/16　印张：10.5
字　　　数：200 千字
书　　　号：ISBN 978-7-5184-3951-5　定价：79.80 元
邮购电话：010-65241695
发行电话：010-85119835　传真：85113293
网　　　址：http://www.chlip.com.cn
Email：club@chlip.com.cn
如发现图书残缺请与我社邮购联系调换
231266S2C102ZBW

编委会名单

主编

毛华伟

副主编

韩彤昕

徐晓琳

主编助理

孙　菲

插画编委

孙　豪

张　聪

编委（拼音字母顺序排序）

李凤婷

李　妍

马　靖

莫文秀

朴玉蓉

舒　洲

孙佳鹏

孙　菲

王　蕊

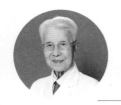

推荐序 1

　　风湿免疫病并不是成年人专属的疾病。以急性风湿免疫病为例，临床统计资料显示，其主要侵害群体之一就是儿童或青少年，初次发病者多在 5~15 岁，7~10 岁为高发年龄。对于免疫系统疾病，每位患者的临床症状和治疗方式是不一样的，所以，当儿童患有风湿免疫系统疾病时，一定要去正规医院的儿童免疫科进行系统检查并进行科学治疗。虽然大部分免疫性疾病不能完全根治，但是有效的治疗药物还是非常多的，经过科学治疗，一般病情都会得到有效控制。

　　首都医科大学附属北京儿童医院风湿免疫科，创立于 1985 年，是中国建立的第一个儿童风湿免疫病科室，经过多年的发展壮大，已成为集医、教、研为一体的科室，在国内儿童风湿免疫病的诊断、治疗及研究方面起引领作用。

　　因为专业，所以卓越。在本书中，北京儿童医院免疫科的同仁们，以丰富的临床经验为基础，用清晰易懂、图文并茂的方式，详尽讲述了儿童风湿免疫病的病因、症状、检查项目、疾病类型、治疗方式、预防措施、饮食起居注意事项等相关知识，可谓面面俱到。

　　作为祖国的老一代医疗人，看着孩子们健康、快乐地成长是我最大的心愿。希望儿童风湿免疫病的诊治手段不断发展和创新，也衷心希望本书能为风湿免疫病小朋友的家长们提供帮助和支持。

中国工程院院士
首都医科大学附属北京儿童医院特级专家

张金哲

推荐序 2

儿童健康关系到家庭的幸福，更关系到民族的未来。2021 年，国务院颁布了《中国儿童发展纲要（2021–2030 年）》，保障儿童生存、发展、受保护和参与权利的实现，促进儿童健康、全面发展。作为国家儿童医学中心，北京儿童医院的广大医护人员始终奋战在守护儿童健康的一线，积极履行公立医院传播健康的公益职责。

儿科学的发展需要医学专业人才和团队不断探索，勇于钻研，精准诊疗，做好儿童健康的守护人。同时，更需要儿童医疗团队"以患儿和家庭为中心"，用深入浅出、简单有趣的方式向孩子和家长普及医学知识。这样，医护团队和患儿家庭就能够更好地沟通，并肩战斗，共同抵御疾病。

儿童风湿免疫疾病的表现和程度轻重不一，更需要医生有较强的专业性，并进行规范的治疗和管理。不少家长对风湿免疫病的认识存在误区，有的家长认为风湿免疫病就是"疼痛"，治疗风湿免疫病就是"止痛"；有些家长因为缺乏对风湿免疫病的了解，盲目求医，拖延了确诊时间，因而错失了最佳治疗时机；有的家长忽视长期治疗的重要性，不愿意坚持长期服药，使得孩子病情反复等。

由首都医科大学附属北京儿童医院免疫科撰写的这本《儿童风湿免疫病百问百答》，是关于儿童风湿免疫病患者如何就医和怎样与疾病相处的科普图书，是科室医生用心收集问诊过程中比较常见的患儿及家长的需求，经过仔细推敲后撰写而成。

　　希望这本书能使各位家长对儿童常见风湿免疫病在疾病诊断、治疗、家庭护理等各方面有更深入的认识，在治疗时提供帮助，并重拾战胜疾病的信心。

　　免疫科团队关爱小朋友及家庭，治疗疾病的同时关注孩子身心成长，坚持撰写科普文章，同时推动其他形式的健康教育。希望团队成员秉持积极向上、锐意进取的精神，不断汲取最新的医学前沿进展，引领儿童风湿免疫病的学科发展和规范诊疗，力求为广大小朋友提供最优质的医疗服务。

　　祝小朋友们身体健康、一起走向新未来！

中华医学会儿科学分会主任委员
王天有

前言

值国家儿童医学中心、首都医科大学附属北京儿童医院建院 80 周年之际，《儿童风湿免疫病百问百答》正式出版。出版本书的初衷是为了帮助家长和小朋友了解儿童风湿免疫病的基本特点，争取对疾病早发现、早诊断、规范治疗；针对患风湿免疫病的小朋友和家长在诊疗过程中常见的问题进行答疑解惑。同时，本书也可作为儿童风湿免疫和儿内科专业医生进行科普教育的工具书和参考书。

免疫是儿童疾病中一个亘古弥新的话题，多个专科领域疾病的发病机制和诊治都涉及免疫。其中，风湿免疫病种类众多，包括自身免疫性疾病、自身炎症性疾病和免疫缺陷病等几大类。这些疾病多为疑难重症，可累及全身多个重要脏器和系统，往往具有病因复杂、病程长、病情重和治疗困难的特点。如未得到规范诊治，这类疾病可具有致残、致畸甚至致死的特点，严重影响远期生活及生存质量。

虽然儿童与成人风湿免疫病的疾病种类、诊疗原则相似，但儿童有其特殊之处，比如病因和机制方面受遗传因素影响更为突出、病情往往更重，且儿童生长发育及药物代谢的特殊性也都是在诊疗过程中需要考虑的重要因素。所以儿童风湿免疫病的诊疗更为复杂，并不单纯是成人风湿免疫病的儿童版。这也对儿童风湿免疫专业提出了更高的挑战与要求，需要同时具备儿科学和风湿免疫病专业的扎实基础才能更好地为患风湿免疫病的小朋友服务。儿童风湿免疫病需要精准诊疗、系统管理，需要医护人员和家庭的共同合作，为孩子们创造更好的治疗和康复环境。基于目前这种现状，作为国家儿童医学中心，首都医科大学附属北京儿童医院免疫科自建科之初即以提高我国儿童风湿免疫病诊治水平为己任，积极推广儿童风湿免疫病诊治的继续教育，坚持采用国内外先进的诊疗理念和策略，开展规范化临床诊治的实施和研究，旨在为小朋友提供最优的精准诊治方案、健康照护和慢病管理方案，最大程度改善预后。

本书是我们献给儿童风湿免疫病专业的一份礼物，希望通过专业科普，更好地为患风湿免疫病的小朋友的健康保驾护航。本书筛选出儿童风湿免疫病诊疗过程中最常被问及、家长最关心的 100 个问题，以问答的形式对这些问题进行了科学、易懂的全面解答，以图文并茂的形式呈现，内容深入浅出、通俗易懂。100 个问题涵盖了疾病概述、常见症状、化验检查、常见疾病介绍以及疾病治疗等方面。希望本书对患风湿免疫病的小朋友、家长及临床一线医生都能有所帮助。

感谢首都医科大学附属北京儿童医院提供的良好平台，也非常感谢免疫科团队全体医、药、护人员在本书编写过程中的辛勤付出。必须指出的是，100 个问题远远无法涵盖儿童风湿免疫病中的所有内容，期待后续在此基础上我们进一步完善和更新。当然书中不免会有不足和待改进之处，恳请各位读者批评指正。

毛华伟

2022 年夏于北京

目录

第一章 初步了解儿童风湿免疫病

第二章 认识儿童风湿免疫病

第三章 儿童风湿免疫病的药物治疗 与日常管理

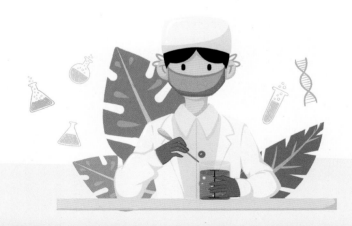

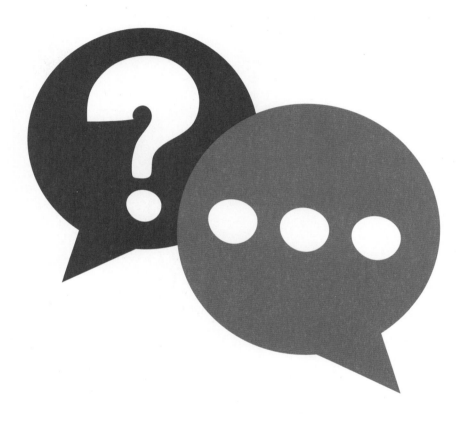

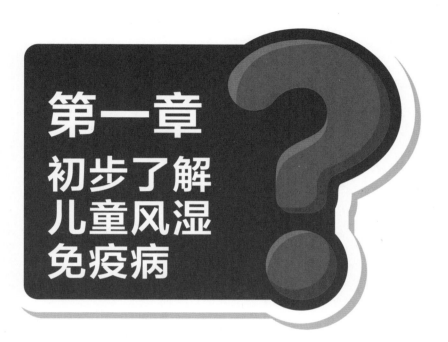

第一章
初步了解儿童风湿免疫病

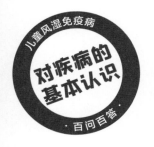

01 儿童也会得风湿免疫病吗？

风湿免疫病是一组自身免疫性、炎症性疾病；在这组疾病中，免疫系统被异常启动，"攻击"身体的骨骼、关节、肌肉以及结缔组织，导致器官、脏器，如肺、心脏、神经系统、肾脏、皮肤和眼睛等出现损伤。

儿童风湿免疫病的研究历史可以追溯到19世纪。风湿免疫病是"非感染""非肿瘤"性质的一大类疾病，这类疾病包括数百种疾病。风湿免疫病不是成人的"专利"，儿童同样会得风湿免疫病。在儿童中最为常见的包括幼年特发性关节炎、系统性红斑狼疮、幼年皮肌炎、混合性结缔组织病、过敏性紫癜、川崎病、多发性大动脉炎、白塞病、自身炎症性疾病、免疫缺陷等。

考虑到多数风湿免疫病的临床表现在早期隐匿、不典型，早期诊断具有挑战性，而儿童风湿免疫病临床表现、治疗策略和预后方面都与成人存在一定差异，因此更需要专业的儿童免疫科医生进行诊治。

北京儿童医院免疫科致力于为患有各类风湿免疫病的小朋友提供精准诊断、规范治疗，应用多种生物制剂与小分子靶向治疗等，并联合移植科为免疫缺陷病患儿提供造血干细胞移植等服务。"小禾"是我们大家的名字，在这本书里，小禾医生会陪伴大家一起了解儿童风湿免疫病。

（作者：孙佳鹏）

02 人体的免疫系统是怎样工作的?

要想知道人体的免疫系统怎么工作,首先需要了解人体免疫系统的构成。

什么是免疫系统?

免疫系统是人体的防御卫士,它就像部队守卫边疆,帮助身体抵御外界入侵者,即病原体,包括细菌、病毒、真菌、寄生虫等。不同的卫士负责抵御不同的敌人。免疫系统由多种器官、组织、细胞以及免疫活性物质组成,构成了庞大而复杂的免疫网络。

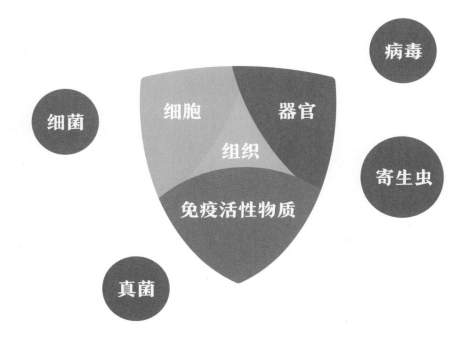

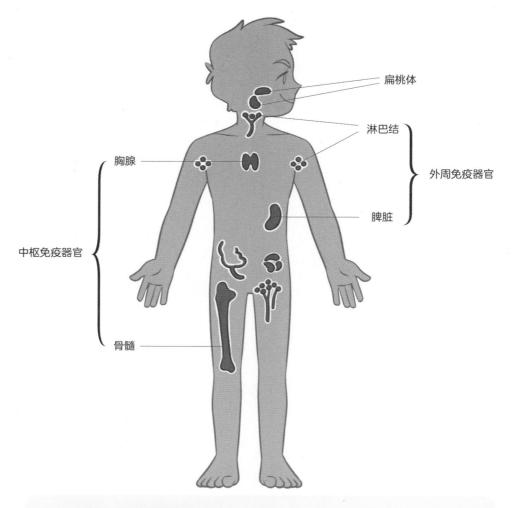

扁桃体

淋巴结

外周免疫器官

胸腺

脾脏

中枢免疫器官

骨髓

什么是免疫器官？

　　人体的免疫器官包括中枢免疫器官、外周免疫器官和免疫相关的淋巴组织。中枢免疫器官，包括骨髓和胸腺，它们就像一个兵工厂，不停地生产、加工并且储备成熟的具有防御功能的免疫细胞，输送到身体的各个部位。比如我们熟知的骨髓，不仅具有造血功能，还发挥着免疫功能，作用十分强大。外周免疫器官，包括淋巴结、脾脏、扁桃体。这些器官是身体防御病原体侵害的一线战场。

　　淋巴结或淋巴器官的肿大或疼痛，常常提示免疫系统在活跃地工作。

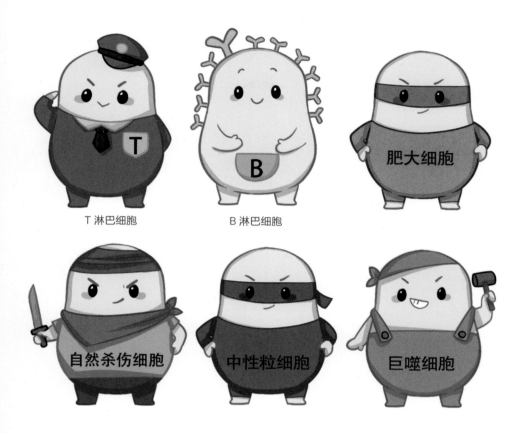

T 淋巴细胞　　　　　B 淋巴细胞

肥大细胞

自然杀伤细胞　　　中性粒细胞　　　巨噬细胞

什么是免疫细胞？

　　顾名思义，免疫细胞就是发挥免疫作用的细胞，这些细胞分布在我们的免疫器官、血管里。这些细胞战士四处巡逻，身体的任何部位一旦出现异常情况，它们就会被召唤并奔赴战场。人体最主要、最常见的免疫细胞是白细胞，包括吞噬细胞（如中性粒细胞与巨噬细胞等）、自然杀伤细胞（NK 细胞）、淋巴细胞（T 淋巴细胞、B 淋巴细胞）、肥大细胞等。

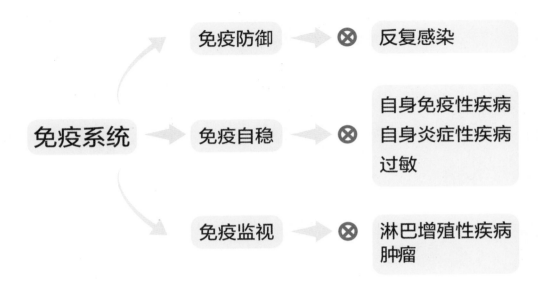

免疫系统有什么功能，它们是如何工作的？

免疫系统是一个庞大的网络，遍布人体全身。免疫器官为免疫反应提供战斗的主战场，它们和免疫细胞、免疫活性物质构成了人体免疫系统的两个重要组成部分：固有免疫和适应性免疫。

固有免疫，又称先天性免疫、天然免疫，顾名思义，是指与生俱来的免疫功能。在人体被抗原物质侵害时，它的反应常常是最迅速的，首当其冲于免疫反应第一线。适应性免疫，又称特异性免疫，是指人体经后天感染或人工预防接种而获得的抗感染能力，可消除免疫系统遇到的特定病原体。

免疫系统通过固有免疫、适应性免疫相互配合，实现三大重要生理功能，即免疫防御、免疫自稳、免疫监视。机体通过免疫系统的三道防线发挥免疫防御功能。

1

第一道防线

　　皮肤、黏膜是我们抵御外界入侵者的第一道也是最主要的物理屏障，病毒、细菌、寄生虫和真菌要想引起"麻烦"，它们必须首先穿过这道屏障。

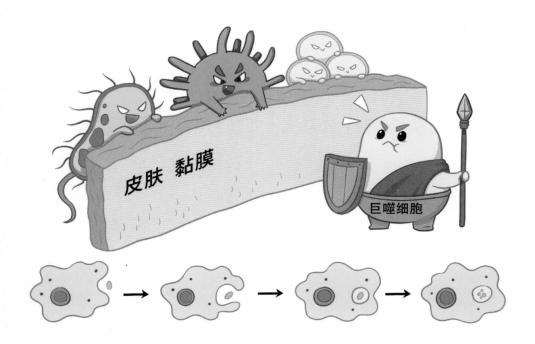

2 　**第二道防线**

　　任何冲破了皮肤或黏膜的入侵者会立刻受到固有免疫系统的阻击。固有免疫系统的细胞、补体系统被激活后，共同构成了我们抵御外界病原体的第二道防线。当有害物质或病原体通过皮肤或黏膜进入人体后，这些固有免疫系统的细胞就会被激活，释放大量炎症介质，并通过吞噬作用消灭病原体。

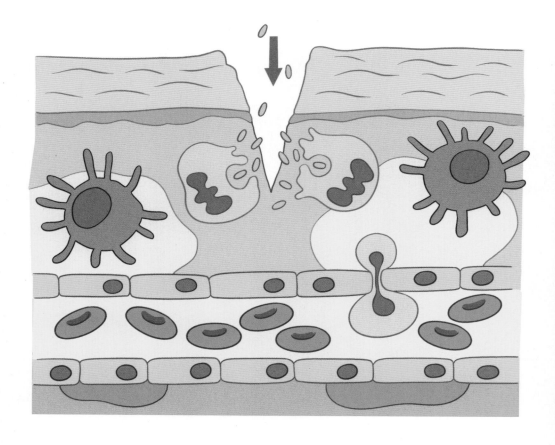

3

第三道防线

　　第一道防线、第二道防线对病原体的防御作用是非特异性的。当强大的病原体冲破了人体的前两道防线，我们的免疫器官、免疫细胞构成的第三道防线（适应性免疫）就会发挥强大的作用，产生特异性 T 细胞和特异性 B 细胞，分泌抗体，建立持久的免疫力。适应性免疫具有记忆性。当同样的病原体再次入侵的时候，适应性免疫会迅速反应，为机体提供保护。

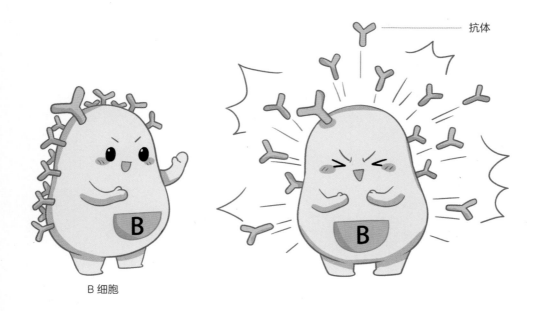

抗体

B 细胞

　　如果想更详细地了解免疫系统是如何运转和工作的，可以扫描本页的二维码。

（作者：孙佳鹏）

03 儿童在什么情况下会患风湿免疫病？

免疫系统的各个组成部分相互辅助，共同维护机体的健康、内环境的稳定，缺一不可。

当免疫系统的一种或者多种成分出现功能障碍或者缺失时，就会出现免疫缺陷。免疫缺陷可以是先天性的，也可以是"后天获得性"的。但无论是先天还是后天，当我们的免疫功能下降甚至出现缺陷的时候，机体便无法抵御外界病原的入侵，可能会出现不同程度的感染。

免疫功能也不是越强越好。免疫功能过度活跃或出现免疫紊乱，就会导致免疫系统不分敌我，对自己身体内的一些成分或周围环境中本应与我们和谐相处的外界物质（譬如食物、花粉等）产生过激的反应，开始漫无目的地攻击身体的脏器和组织，导致"杀敌一万，自损三千"，引起儿童期常见的自身免疫性疾病，如系统性红斑狼疮、幼年特发性关节炎、幼年皮肌炎等，这些都是儿童期常见的自身免疫性疾病。

炎症是免疫系统应答的早期反应之一，也是固有免疫系统发挥作用的中心环节。受感染时，固有免疫系统总是充当"排头兵"的角色冲锋陷阵。但如果在未感染的状态下，固有免疫系统被持续地、自发地或过度地激活，我们的身体会出现高炎症状态，比如反复的发热、皮疹、C-反应蛋白和血沉等炎症指标的升高等，这种情况下导致的疾病被称为自身炎症性疾病。

除此之外，如果免疫系统的监视功能出现缺陷，体内的一些畸变的细胞无法被清除并大量增殖，就会形成淋巴增殖性疾病或肿瘤。

总而言之，我们的免疫系统是一套既复杂又精密的免疫网络，任何环节的异常都可能引起相应的风湿免疫病。

（作者：孙佳鹏）

04 出现哪些症状应该看免疫科？

很多家长对风湿免疫病不太了解，不太清楚什么样的症状提示小朋友可能得了风湿免疫病。小禾医生给大家讲讲风湿免疫病的一些常见表现。

1 不明原因的长期发热：小朋友长期发烧，但看过感染科并没有发现明确的感染灶和病原，抗感染治疗效果不佳，这时候需要注意患风湿免疫病的可能。

2 反复皮疹：风湿免疫病如系统性红斑狼疮、全身型幼年特发性关节炎、幼年皮肌炎、过敏性紫癜、自身炎症性疾病等，都会出现皮疹，其中有些是特征性的。

3 口腔溃疡：有的小朋友反复得口腔溃疡，甚至出现肛周、生殖器溃疡，这个时候可能不是单纯的口腔问题，需要注意有无风湿免疫病。

4 关节痛、关节肿：关节疼痛或肿胀是儿童风湿免疫病患者比较常见的症状，可以是良性的，也可以见于幼年特发性关节炎、Blau综合征(常染色体显性遗传性肉芽肿性疾病)、系统性红斑狼疮、慢性复发性多灶性骨髓炎等。所以，需要前往免疫科就诊。

出现以上的表现就提示小朋友可能得了风湿免疫病，那么家长该如何做呢？小禾医生会在本书中为您详细介绍。

（作者：朴玉蓉）

05 儿童风湿免疫病能治好吗?

　　风湿免疫病都可以通过药物治疗达到控制病情的目的。只要按照小禾医生的医嘱,按时服药,定期复查,病情是可控的。随着疾病症状的慢慢消失,损伤的器官机能也会逐渐恢复。当达到了控制病情的目标或病情趋于平稳,就可以逐渐减、停药物。但是,每种疾病甚至患有相同疾病的不同小朋友,治疗方案、减药速度不尽相同。所以,小禾医生时刻遵循"最小伤害,最佳治疗"及"个体化治疗"的原则,即用最少的药控制病情,在有效控制病情的前提下,尽可能减药、停药。家长们一定要有信心,积极配合小禾医生,遵循治疗方案,及时沟通,了解疾病知识,共同为小朋友的平安、健康成长努力。

(作者:朴玉蓉)

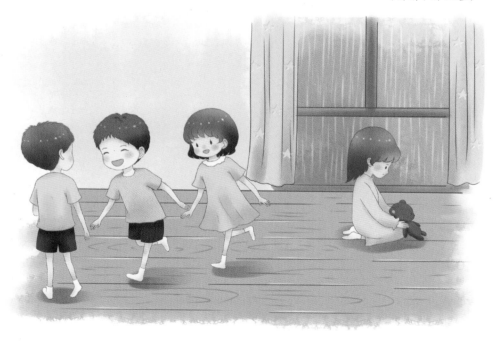

06 什么是 不明原因发热?

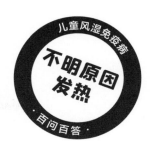

发热是什么?

发热是小朋友经常出现的症状,小朋友正常的体温(腋下测量)为36.0~37.2℃,37.3~38.0℃为低热,38.1~38.9℃为中度发热,39.0~41.0℃为高热,41.0℃以上则为超高热。人体的体温调节受多种因素影响,在正常生理情况下,如外界环境温度升高、情绪激动、进食、运动等均可导致体温轻微升高。对于有发热症状的小朋友,准确地测量体温是评估的第一步,通常,肛温测量是最准确的;但对于不能配合肛温测量的小朋友,可以选择腋下测温或使用鼓膜红外线测温(即耳温枪测温)。

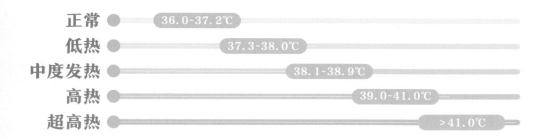

正常	36.0-37.2℃
低热	37.3-38.0℃
中度发热	38.1-38.9℃
高热	39.0-41.0℃
超高热	>41.0℃

发热的病因是什么?

寻找导致发热的病因非常重要。发热时长不同、伴随的临床表现不同,其背后的病因也不同:

·全身及局部的感染,细菌感染、病毒感染、寄生虫感染等均可以引起发热,不同的病原感染引起的临床表现不同,不仅可以导致局部脏器的感染(比如肺、泌尿系统、骨髓等部位感染),严重时可扩散至全身并引发败血症;

· 风湿免疫病，如幼年特发性关节炎、系统性红斑狼疮等；

· 周期性发热综合征，如隐热蛋白相关周期性发热综合征（CAPS）、家族性地中海热（FMF）、肿瘤坏死因子相关周期性发热综合征（TRAPS）等；

· 其他炎症性疾病，如炎症性肠病等；

· 肿瘤性疾病，常见如实体肿瘤、白血病等；

其他少见病因，如中枢神经系统体温调节功能障碍、尿崩症、药物热及伪热等。

什么是不明原因发热？

发热时间持续 2 周以上，体温达 37.5℃以上，经过全面系统的检查仍不能明确病因的发热，被称为"不明原因发热"。

如果发热症状反复出现怎么办？

发热时，小朋友由于体温升高，会产生不适的感觉，所以积极退热很重要；初始治疗可以补充液体、减少活动，温水擦浴也有助于体温下降，但应避免使用酒精擦拭。如果小朋友的不适进一步加重，需要使用退热药进行退热，常用的退热药是非甾体抗炎药物（如布洛芬、对乙酰氨基酚），不推荐使用阿司匹林（可能导致瑞氏综合征）。

此外，如果发热反复，需要进一步寻找其背后的原因，建议及时就医，完善相关检查，由医生帮忙判断是否因风湿免疫病导致。

（作者：孙佳鹏）

07 引起不明原因发热的免疫病有哪些？

在上一节中，我们提到引起不明原因发热的其中一大类病因是风湿免疫病。

反复发热是很多风湿免疫病患者的典型症状，除了发热往往还会伴随其他症状，且这类患者抗感染治疗效果不好。针对这类患病小朋友，需要进行详尽的筛查和评估。在这里，小禾医生简单地举例说明一下。

1 风湿性疾病

风湿性疾病是一大类疾病，是儿童不明原因发热的常见病因之一，比如幼年特发性关节炎、系统性红斑狼疮、血管炎等，均可以引起小朋友长期、慢性发热。不同风湿性疾病的热型以及发热时的伴随症状均不相同，比如幼年特发性关节炎（全身型）临床表现为弛张型高热，并伴有关节肿痛、皮疹以及淋巴结肿大；系统性红斑狼疮除了发热症状之外还会出现颜面部蝶形红斑、关节肿痛、血尿、蛋白尿等一系列的症状，并伴随自身抗体阳性。因此进一步识别这类疾病尤为重要。

自身炎症性疾病

2

自身炎症性疾病也是一个"大家族",根据它的主要致病机制不同进行分类,包括几十种疾病。相对常见且可以引起发热的自身炎症性疾病包括家族性地中海热、隐热蛋白相关周期性发热综合征、肿瘤坏死因子受体相关周期性发热综合征等。这些疾病是单基因疾病,很多在出生后早期(比如新生儿期、婴幼儿期)就可以出现,抗感染治疗效果不佳,还会伴有其他脏器受累的表现,无法由其他原因(比如感染、肿瘤等)解释,不满足其他风湿免疫病的诊断。

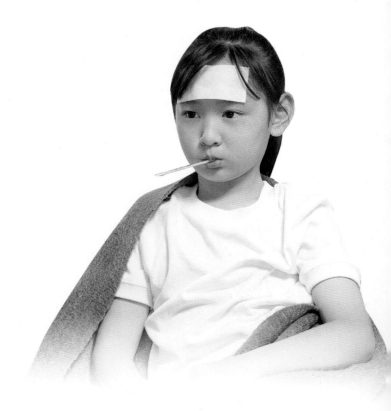

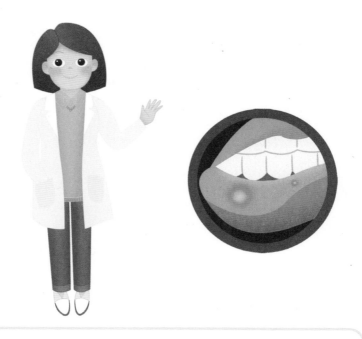

免疫缺陷病

3

部分免疫缺陷病疾病本身或合并感染时，均可以表现为反复、慢性发热。比如周期性中性粒细胞减少症，受累的小朋友通常在1岁内发病，发作周期因人而异，大部分患病小朋友发作间隔约3周，可以出现反复发热、阿弗他口炎、口腔感染和局部感染的症状。对于这类小朋友，需要在多次发作周期内监测中性粒细胞计数，寻找并确定其发作的规律性。基因检测是确诊该病的重要技术手段。

风湿免疫病是引起儿童不明原因发热的一大类疾病，由于疾病表现复杂多样，很多时候需要通过医生抽丝剥茧地排查才能够确诊，所以对于怀疑因患有上述疾病而导致不明原因发热的小朋友，建议尽早、及时到免疫科就诊，以明确诊断。

（作者：孙佳鹏）

08 皮肤出现什么异常表现要看免疫科？

许多风湿免疫病都会有皮疹的症状。与风湿免疫病相关的皮疹类型多种多样，疾病不同，皮疹表现亦有所不同。下面小禾医生就列举几种免疫性疾病最容易合并皮肤的异常表现。

1 蝶形红斑、盘状红斑

蝶形红斑表现为分布在面颊两侧的红色斑疹，可跨越鼻梁，就像是覆盖在面颊上的一只蝴蝶，这就是"蝶形红斑"名称的由来。

盘状红斑表现为在头面部出现红色、圆形、不规则丘疹，其中心萎缩，外周稍高于中心，后期可有色素沉着和鳞屑。

这两种皮疹均可见于系统性红斑狼疮。系统性红斑狼疮是一种由自身免疫介导的疾病，血清中可出现以抗核抗体为代表的多种自身抗体，可导致多系统受累。所以当小朋友出现蝶形红斑以及盘状红斑伴多系统受累表现时，需要高度警惕患系统性红斑狼疮的可能。

2 向阳性皮疹（向阳疹）、V字征／披肩征、戈特隆征

向阳性皮疹简称向阳疹，表现为双侧眼睑出现暗紫红色（紫丁香样）皮疹，以上眼睑为著，可伴有眼睑肿胀；类似的皮疹也

可出现于面颊部。有的小朋友在晒太阳后，会在鼻梁、面颊、颈部等暴露部位出现暗紫红色皮疹，其中累及前胸和颈部的皮疹，其边界类似于"V"字形，故又称之为"V字征"；累及颈后、上背、肩及上臂外侧的皮疹，其形状类似于披肩，故又称之为"披肩征"。有的小朋友在手/足小关节、肘关节、膝关节伸面会出现暗红色鳞屑性斑丘疹，即戈特隆征（Gottron's sign）。上述3类皮疹均可见于幼年皮肌炎。幼年皮肌炎是在儿童期起病的皮肌炎，属于自身免疫性疾病，以出现上述3种皮疹、肌无力为主要临床表现，除此之外本病还会累及消化道、肺部等重要脏器。如果小朋友出现上述特异性皮疹，建议及时到免疫科就诊。

3 瘀点 / 瘀斑

针尖大小的紫红色出血点称为瘀点，而较大的出血点融合成片状则称为瘀斑。各种原因（感染、创伤、自身免疫性疾病、肿瘤等）导致的血小板和凝血因子的数量和/或功能异常、血管壁完整性异常，均可能产生瘀点、瘀斑表现。在风湿免疫病中，这类皮疹多见于免疫性血小板减少症和过敏性紫癜。免疫性血小板减少症的本质是免疫介导的血小板破坏及生成障碍，本病除了会导致皮肤黏膜出血，少数小朋友可能会因重要器官或组织（如头颅、消化道）出血而危及生命。过敏性紫癜是一种系统性血管炎，小朋友除了会有瘀斑、瘀点的表现，还会出现腹痛、血尿、蛋白尿、关节炎等表现。当小朋友无外伤条件下体表突然出现瘀点、瘀斑时，建议及时到免疫科就诊。

4 结节性红斑、假性毛囊炎

典型的结节性红斑表现为小腿胫前部皮肤出现红斑性改变，触摸时可觉疼痛性结节。结节性红斑最常见的病因是感染（链球菌、结核分枝杆菌），也可继发于药物治疗、炎症性疾病、恶性肿瘤、结节病、妊娠等。假性毛囊炎表现为毛囊开口处呈实性红色丘疹状，是由免疫紊乱导致的一种无菌性炎症，因此可与感染性毛囊炎区别。在风湿免疫病中，上述2类皮疹多见于白塞病。白塞病是一种可累及全身多系统的血管炎，以反复口腔溃疡、外生殖器溃疡、皮肤异常、眼部病变、血管炎、神经系统病变和消化道病变为主要临床表现。所以当小朋友出现结节性红斑以及假性毛囊炎且伴有上述其他黏膜或脏器受累表现时，建议到免疫科就诊。

5 荨麻疹样皮疹

荨麻疹样皮疹一般表现为鲜红色、充血性皮疹，多种原因均可导致荨麻疹样皮疹。在风湿免疫病中，患幼年特发性关节炎（全身型）的小朋友在发热时可出现此类皮疹，在体温正常以后可自行消失。这种"热出疹出，热退疹退"的出疹模式，是幼年特发性关节炎（全身型）特有的。因此，当小朋友出现高热伴荨麻疹样皮疹，同时血象白细胞计数尤其是中性粒细胞计数以及血炎性指标（C-反应蛋白、红细胞沉降率、铁蛋白等）明显升高时，需要注意患幼年特发性关节炎（全身型）的可能。

6 皮肤硬化

皮肤硬化起初为淡红色稍肿胀的斑疹，逐渐变为淡黄色或黄白色的皮肤硬斑，表面毛发脱失，呈蜡样光泽，皮肤逐渐硬化、萎缩。这类皮疹主要见于系统性硬化症和局限型硬皮病，建议到免疫科或皮肤科就诊。

7 银屑病样皮疹

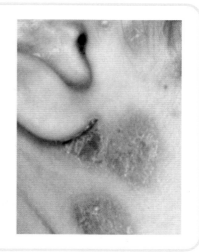

银屑病样皮疹表现为形状不一的红斑，其上覆盖厚厚的鳞屑，俗称"牛皮癣"。如果同时合并外周关节的问题（如关节炎、指趾炎），则需要高度怀疑银屑病关节炎，应积极到免疫科就诊。

虽然小禾医生已经简单地向大家介绍了最常见的几种与风湿免疫病有关的皮肤异常改变，但是不同的疾病在每个患病小朋友身上的具体表现也千差万别，所以当皮疹迁延不退，同时伴有如发热、乏力等系统症状时，建议及时来免疫科就诊，咨询专业的免疫科医生。

（作者：马靖）

09 关节痛怎么办?

关节是什么?

关节是指骨与骨之间的连接处。我们之所以能够完成不同的动作，并且能够固定姿势，关节在其中起到了重要的作用，所以关节疼痛会影响我们的日常生活、行为和动作。

关节由关节面、关节囊、关节腔（含滑液）组成。

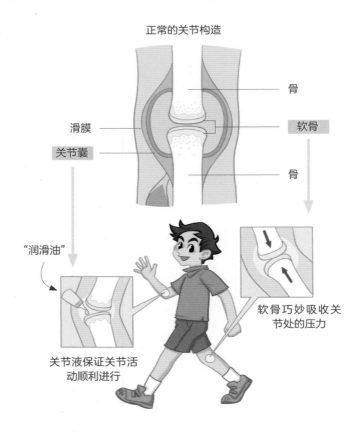

正常的关节构造

骨

软骨

滑膜

关节囊

骨

"润滑油"

软骨巧妙吸收关节处的压力

关节液保证关节活动顺利进行

什么原因会引起关节痛？

任何发生在关节结构组成部分以及关节周围的病变都会导致关节痛。关节疼痛可能源于发生在关节内的炎症反应刺激，也可以由关节周围的韧带、肌腱或滑囊损伤引起。

因此，关节疼痛时需要区分是关节内结构疼痛还是关节外结构引发的疼痛。这些都需要医生通过病史询问、查体和辅助检查帮助患者诊断。

儿童关节疼痛有哪些病因呢？

儿童关节痛的病因包括反应性和感染后关节炎、创伤、风湿免疫病、血液系统疾病（如白血病等）、肿瘤性疾病（如淋巴瘤、神经母细胞瘤等）、内分泌及代谢性疾病。其中风湿免疫病是一大类能引起持续关节疼痛的病因，如幼年特发性关节炎、血管炎、系统性红斑狼疮、幼年皮肌炎、混合性结缔组织病、结节病、反应性关节炎等；部分免疫缺陷病同时可以合并关节受累，导致小朋友出现关节肿痛。

不同疾病的临床表现不一样。比如系统性红斑狼疮、混合性结缔组织病、血管炎等自身免疫性疾病，关节疼痛仅仅是其中一个临床表现，通常还会伴有相对应疾病的特征性临床表现；如果是感染性疾病（如化脓性关节炎、莱姆病等）引起的关节肿痛，通常有全身或局部感染的表现；恶性肿瘤性疾病引发的关节肿痛，则同时伴有原发血液肿瘤的相关表现。除此之外，关节周围软组织病变也可以引起关节疼痛，比如滑囊炎等。

当小朋友关节痛的时候，应该怎么做？

如果关节疼痛感持续存在，家长要有意识地及时、详细地记录小朋友关节疼痛的具体位置，疼痛持续的时间，并仔细观察有无其他不适，比如发热、皮疹、关节肿胀、僵硬等。就医时带上记录，有助于医生判断关节疼痛的原因。

小禾医生通过详细的病史询问、体格检查以及相应的实验室检查和影像学检查，才能确定导致关节疼痛的潜在病因。

（作者：孙佳鹏）

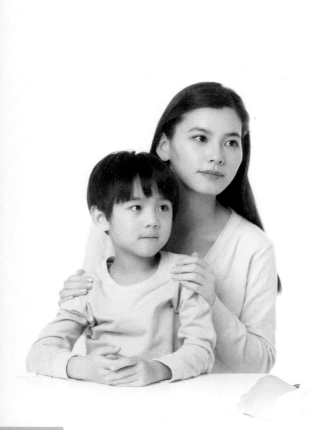
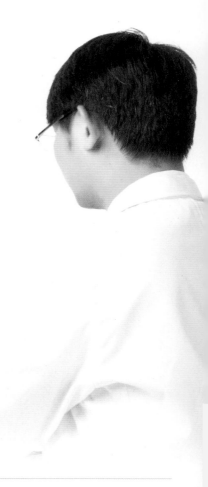

10 关节炎、关节痛傻傻分不清？

1 关节痛一定是关节炎吗？

不完全是。关节炎是一种常见的关节疾病，而关节疼痛是其主要症状之一。在关节痛的人群中，并不一定存在炎症，或者炎症并不是主要原因。例如韧带的损伤、白血病、生长痛都可以引起关节痛，但这些疾病并不伴有关节炎。

2 什么是关节炎？

关节炎，顾名思义，是指发生在关节的炎症。"炎症"通常意味着有红、肿、热、痛的症状，由于关节局部炎症的存在，受累关节会出现局部肿胀、晨僵、活动受限、皮温升高、皮肤发红和局部压痛的症状。长期未经治疗的关节炎，会逐渐出现活动受限并发展为关节畸形。炎症是导致关节炎的根本原因，寻找关节炎背后的病因十分重要，病因决定治疗方案的不同以及长远期预后的不同。

（作者：孙佳鹏）

11 晨僵是怎么回事?

　　晨起后关节出现僵硬不适、疼痛肿胀，导致关节活动受限的表现称为"晨僵"。适当活动后，上述症状可逐渐好转。晨僵主要是由于关节周围滑膜、肌腱或韧带附着点等存在炎症，在长时间静止(如整夜睡眠)后，炎性积液渗出积聚在关节间隙内，造成关节局部张力增高、肿胀，致关节活动受限。当关节适当活动后，炎性渗出液可通过淋巴管及小静脉回流，局部积液减少，症状随即明显缓解。

　　由于晨僵与关节周围的组织(如滑膜、肌腱等)炎症相关，自身免疫相关关节炎可以是幼年特发性关节炎的表现之一，因此，询问小朋友是否出现晨僵以及晨僵的持续时间会经常出现在免疫科医生询问病史的过程中，可辅助诊断。

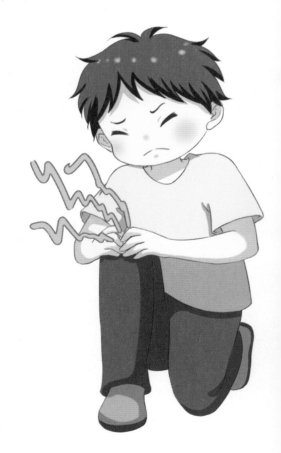

（作者：莫文秀）

12 双手遇冷变颜色是什么原因?

有些小朋友在遇冷时会出现双手变白、变紫或变红的颜色变化。这种现象叫作雷诺现象,也可以在情绪激动时诱发。

雷诺现象是在寒冷或情绪应激等刺激下发生的一种过度血管反应,由指(趾)动脉和皮肤小动脉血管异常收缩引起。当血液灌流正常后,皮肤颜色和自觉症状均可恢复正常。雷诺现象的发生可分为以下三个阶段。

1 痉挛缺血期——表现为指(趾)端苍白

四肢末端细小动脉痉挛,皮肤血管内血流量减少。一般好发于手指,为对称性,自指端开始向手掌蔓延,但很少超过手腕。手部局部皮温降低,可有麻木、针刺以及僵硬感。

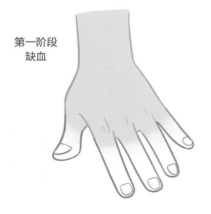

第一阶段
缺血

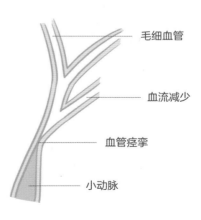

毛细血管

血流减少

血管痉挛

小动脉

2 瘀血缺氧期——表现为指（趾）端青紫

四肢小动脉仍处于痉挛状态，毛细血管丛缺血、缺氧，皮肤呈青紫色，此时症状一般较轻。

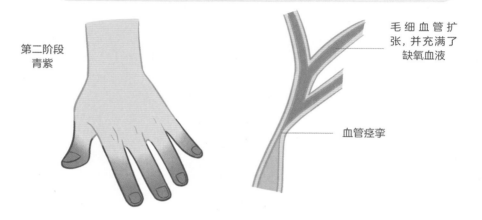

第二阶段
青紫

毛细血管扩张，并充满了缺氧血液

血管痉挛

3 扩张充血期——表现为潮红

当患者处于温暖环境中，寒冷或其他刺激消失，血管痉挛状态消失，小动脉扩张充血，局部皮温逐渐恢复，指（趾）端可有肿胀及轻度搏动性疼痛。

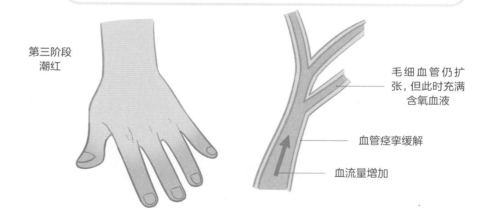

第三阶段
潮红

毛细血管仍扩张，但此时充满含氧血液

血管痉挛缓解

血流量增加

如果雷诺现象单独出现而不伴任何相关疾病，称为雷诺病，也叫作原发性雷诺现象；如该现象的存在伴有另一种相关疾病，则称之为继发性雷诺现象。与雷诺现象相关的病因如下：

疾病和因素	示例
风湿免疫病	系统性硬化症、系统性红斑狼疮、混合性结缔组织病、皮肌炎、干燥综合征、未分化结缔组织病
血液及肿瘤疾病	副肿瘤综合征、冷球蛋白血症、冷凝集素阳性、POEMS 综合征（一种病因和发病机制不清的、少见的多系统疾病，临床表现为多系统受损）
内分泌疾病	甲状腺功能减退
血管病变	胸廓出口综合征、血栓、血管炎、变异型心绞痛、动脉粥样硬化、血栓闭塞性脉管炎
神经系统疾病	腕管综合征、周期性偏头痛
环境因素	震荡损伤、冻伤、精神紧张
药物	拟交感神经药、化疗药物、干扰素、尼古丁、可卡因、麦角胺、聚氯乙烯

雷诺现象是风湿免疫病的一种重要的临床表现，但从上述表格中我们可以看到，这种表现也可继发于其他一些疾病。当小朋友出现雷诺现象时，小禾医生会进行全面的病史采集、体格检查和相关的化验检查来评估是否存在上述潜在疾病。

（作者：孙菲）

13 小朋友总是感冒，是不是免疫力低？

一些家长不禁要问："我的宝宝时不时就感冒，是不是因为'免疫力低'呢？"针对这个情况，小禾医生觉得有必要和家长科普医学知识：小朋友和小朋友之间体质的差别很大，每个班级总有那么几个爱生病的小朋友。但即使这样，也不能就给小朋友贴上"免疫力低下"的标签。

在检查了大量容易患感冒的小朋友后，研究人员发现，他们的免疫系统大多数没有任何问题，所有的免疫细胞和抗体指标基本上都在正常范围内，可以维持机体正常的工作。那么，还有什么原因会引起小朋友爱生病呢？

首先，可以先从生活习惯上找找有没有引起反复感染的诱因，比如是否养成勤洗手的好习惯，是否经常带小朋友出入超市等人员密集的场所。

另外，前面小禾医生讲过，人体免疫系统的第一道屏障是皮肤黏膜，当小朋友患过敏性鼻炎、皮炎等，黏膜的屏障功能遭到破坏，也可能会引起感染。排除了上述原因后，家长可以带小朋友到医院做一下免疫功能的基本检查，进一步评估免疫功能情况。根据评估的结果，听取医生的建议。

（作者：舒洲）

扫一扫
了解更多信息

14 发现脱发严重，要看免疫科吗？

　　脱发可由毛囊生长周期异常、破坏毛囊的炎性疾病、毛发发育异常等遗传性或获得性原因引起。在风湿免疫病中，盘状红斑狼疮累及头皮可以出现斑块状脱发，一般皮肤损害还会出现在面部、颈部。若小朋友出现脱发症状，尤其是伴有其他部位的皮肤损害时，可以到免疫科进行血常规、尿常规、自身抗体等筛查，旨在排查是否患有风湿免疫病。

　　很多家长知道系统性红斑狼疮会出现脱发的症状，当小朋友出现脱发时，家长往往很紧张，担心小朋友是不是患了系统性红斑狼疮。事实上，系统性红斑狼疮除了脱发，一般还会有其他表现，如光过敏，血液、肾脏、神经系统等受累的表现等，所以若出现单纯脱发症状不必太过紧张，但是若伴随有上述表现，需要及时到免疫科就诊。

　　对于已经确诊为系统性红斑狼疮的小朋友，需要注意脱发可能是病情活动的征象，如果在治疗过程中新近出现脱发，要及时到免疫科复查。

（作者：韩彤昕）

15 老是拉肚子，要看免疫科吗？

家长通常认为，小朋友拉肚子是很常见的症状，那么，什么情况下要看免疫科呢？我们先了解一下导致腹泻的原因有哪些。

儿童腹泻的病因复杂，尤其是婴儿腹泻，除考虑后天因素外，还要考虑先天解剖结构异常及先天遗传性疾病。

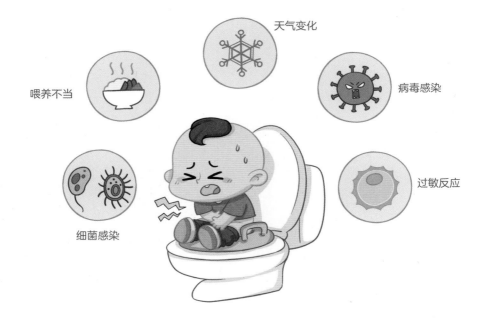

天气变化

喂养不当

病毒感染

过敏反应

细菌感染

感染是儿童腹泻最常见的原因，也就是生活中常说的因"吃坏了"引起的细菌感染，还有轮状病毒、诺如病毒等季节传染性病毒引起的感染性腹泻。

近年来，过敏性疾病的发病率逐渐提高，人们对因为过敏引起的肠道症状也越来越重视，就医意识也有所提高。巨大的学习压力及较快的生活节奏，导致儿童肠道易激综合征的发病率增高，这也是小朋友拉肚子的原因之一。

如果小朋友出现反复的腹泻，便常规检查显示红细胞、白细胞数值异常，但是用抗生素类药物治疗无效，便培养检查也没有异常的情况下，需要到免疫科或消化科检查是否患有炎症性肠病。

当遇到发病年龄早、病情重、已影响生长发育、伴严重肛周疾病、常规治疗病情难以控制、一级亲属有类似疾病病史时，应高度怀疑患先天性疾病可能，例如极早发炎症性肠病(VEO-IBD)、自身炎症性疾病（ AID ）、重症联合免疫缺陷病(SCID)、X 连锁免疫调节失衡、多内分泌腺体病和肠病(IPEX)等，需到免疫科就诊。

（作者：舒洲）

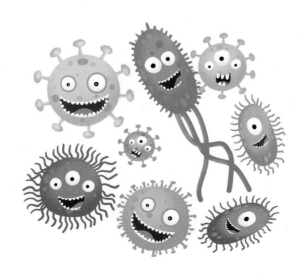

16 视力下降，眼睛痛，可能是免疫问题吗？

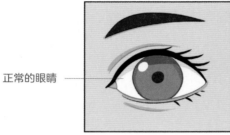
正常的眼睛

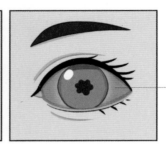
患葡萄膜炎的眼睛

当出现视力下降、眼睛痛的临床表现时，需警惕是否因风湿免疫病累及眼睛所导致，并要引起高度重视。其中，葡萄膜炎是引起视力下降和眼痛的最常见眼科疾病之一。由于葡萄膜中有丰富的血管和色素，易感眼内免疫炎症，故葡萄膜炎可继发于多种自身免疫性疾病，如某些类型的幼年特发性关节炎、白塞病、炎性肠病、结节病等。因此，小禾医生在这里要提示各位家长和小朋友，如果出现视力下降、眼痛等症状，需要积极前往眼科就诊，就诊后如提示为葡萄膜炎，同时小朋友伴有皮疹、关节肿痛、腰背痛、腹痛、腹泻、便血、头晕、头痛、反复口腔溃疡、尿检异常等其他系统受累的表现，要及时到免疫科就诊，明确葡萄膜炎的病因，并针对病因进行个体化治疗。

（作者：马靖）

17 反复口腔溃疡是免疫病吗?

有口腔溃疡患病史可能是很多小朋友的痛苦经历。有时候,口腔溃疡迁延不愈、反反复复,既影响心情又影响享受美食,会明显影响身体健康及生活质量。因此,对于反复口腔溃疡的了解和干预十分重要。

口腔溃疡有哪些病因呢?

尽管口腔溃疡十分常见,但病因各不相同。常见的口腔溃疡病因包括局部损伤(比如咬伤、牙套磨损、热灼伤、化学伤害等)、复发性阿弗他口炎(又称阿弗他溃疡、口疮性口炎)、病原菌感染(包括细菌、真菌、病毒等,比如疱疹病毒、柯萨奇病毒、人类免疫缺陷病毒、结核分枝杆菌等)、药物因素(比如甲氨蝶呤、阿仑膦酸钠等)以及精神心理因素等。

哪些免疫性疾病可能导致口腔溃疡反复发作呢?

1 系统性红斑狼疮(SLE)

当小朋友出现口腔溃疡并伴有其他疑似系统性红斑狼疮的相关症状(如疲劳、皮疹、发热、关节肿痛、光敏感现象、关节炎、肺炎、心包炎和肾炎等)时,一定要到专业医疗机构就诊。如果仅仅有口腔溃疡,而没有上述症状,则家长不必过于紧张。

2 白塞病

反复口腔溃疡伴随有生殖器溃疡、眼部病变（如葡萄膜炎）、皮肤损害（如结节性红斑）等时，需要考虑患白塞病的可能性。

3 周期性发热、口疮性口炎、咽炎、颈淋巴结炎（PFAPA综合征）

PFAPA综合征是一种较罕见的自身炎症性疾病，以周期性发热、口疮性口炎、咽炎和颈部淋巴腺炎为特征。呈周期性发作是它的重要特征。每次发作时可出现全身高炎症状态，如发热、炎性指标（如C反应蛋白、血清淀粉样蛋白A）升高。如果伴随上述这些表现，要高度怀疑PFAPA综合征。

4 白塞病并发复发性多软骨炎（MAGIC综合征）

MAGIC综合征，临床表现为口腔和生殖器溃疡伴软骨炎，是一组罕见的自身炎症性疾病，可累及耳朵的软骨、鼻软骨、喉咙、肋骨等部位，引起软骨发炎，进而出现相应症状。小朋友同时会出现白塞病的症状。

（作者：孙佳鹏）

扫一扫了解更多信息

18 没力气，走不动路，要看免疫科吗？

如果小朋友在保持良好的营养状态以及充分休息的情况下，仍持续抱怨没有力气、走不动路，且有以下表现，需要及时到免疫科就诊。

1 不是真的没力气，但总说累：如果小朋友总是觉得乏力，同时脸上出现蝶形红斑或者盘状红斑，就要小心患有系统性红斑狼疮。许多患系统性红斑狼疮的小朋友在疾病活动期都会有明显乏力的表现，除了面部皮疹，系统性红斑狼疮小朋友可能还有其他系统受累的表现，如脱发、口腔溃疡、蛋白尿、血尿、尿少、关节肿痛、血象异常，甚至会出现精神行为异常或者惊厥等。当然，除了系统性红斑狼疮外，许多自身免疫性疾病均可出现乏力的症状。如果出现相关表现，需要及时到免疫科就诊。

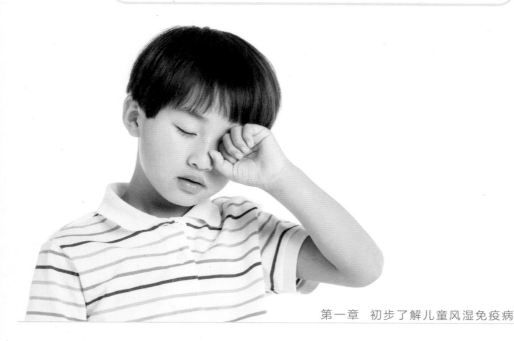

2 是真的没力气！走几百米就走不动了，上1~2层楼就喊累：建议这类小朋友及时去医院就诊，如果同时伴有血中肌酶水平明显升高，要高度怀疑肌炎的可能性。常见的导致肌炎的原因有感染性肌炎、自身免疫性肌炎、遗传性肌病、代谢性肌病。若儿童患自身免疫性肌炎则会出现幼年皮肌炎的症状，所以当小朋友有肌无力的表现，同时伴有颜面、暴露部位的暗紫红色皮疹时，建议及时到免疫科就诊。

3 真的没力气吗，还是关节的问题：有的时候小朋友不能准确地描述不适症状，但下肢关节肿痛会导致小朋友不愿意走路，一走路就觉得不舒服，家长需要仔细辨别。如果小朋友的多处关节明显肿胀，同时伴有活动受限，也推荐来免疫科就诊以查明病因。

（作者：马靖）

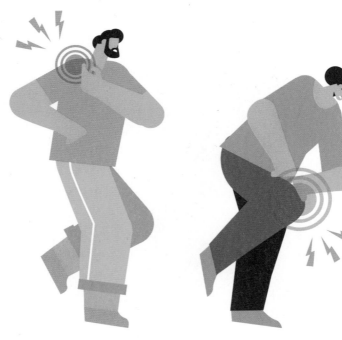

19 为什么要查血沉、C反应蛋白？

血沉，全称是红细胞沉降率，指的是单位时间内血液中的红细胞下沉的速率，是应用最广泛的间接反映炎症的标志物，有助于疾病的诊断、评估及随访。血沉增快多见于各种炎症性疾病，包括感染性疾病（细菌、结核等）及风湿免疫病（如幼年特发性关节炎、系统性红斑狼疮、多发性大动脉炎、川崎病、风湿热、白塞病等）。此外，小朋友体内球蛋白、纤维蛋白原、胆固醇、甘油三酯升高、贫血也会导致血沉增快；存在组织损伤坏死、患有恶性肿瘤时，血沉也可能增快。若小朋友存在红细胞增多症或异常红细胞（如镰刀形细胞、球形红细胞）时，血沉会减慢。总之，血沉的快慢受到多种因素影响。

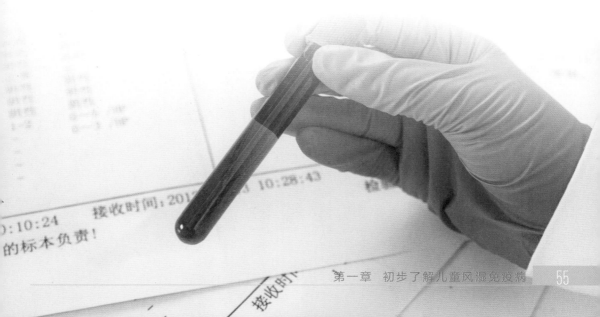

C反应蛋白（CRP）是急性反应时血浆中急剧上升的蛋白质，是一种反映炎症程度的指标。CRP升高可见于各种感染性疾病或风湿免疫病，其水平可以反映疾病炎症程度及治疗效果。CRP的临床意义与血沉相同，但不受红细胞形态及数量、胆固醇、甘油三酯等因素的影响，且比血沉变化出现得早、消失得快。CRP越高，说明炎症越重，疾病活动性越高。所以当怀疑小朋友存在炎症性疾病，特别是风湿免疫病时，血沉及CRP检测非常重要，是判断小朋友体内是否存在炎症反应及评价炎症程度的第一步。对于已经确诊特定疾病的小朋友，复诊过程中也需要定期复查血沉及C反应蛋白，以监测疾病活动性，评价疗效，指导治疗。

　　鉴于血沉和CRP都易受各种生理或病理因素的影响，因此当小朋友出现血沉及CRP结果异常时，不可盲目下结论，需要到免疫科就诊，小禾医生会根据小朋友的症状、查体情况，结合其他指标，综合判断血沉及CRP的临床意义。

（作者：李妍）

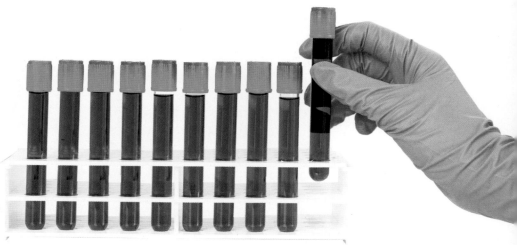

20 补体 C3 和 C4 降低，是怎么回事？

补体是血清中具有酶活性的一种蛋白，参与灭活病原体的免疫反应，也参与破坏自身组织和细胞而造成免疫损伤。补体 C3 是血清中含量最高的补体成分，其升高见于急性炎症、传染病早期、组织损伤等，其降低见于狼疮活动期、肾小球肾炎、自身免疫性溶血性贫血、慢性肝炎等。补体 C4 也是补体的成员之一，其升高可见于风湿热急性期等，降低可见于狼疮活动期、IgA 肾病、急性肾炎、遗传性血管神经性水肿、慢性活动性肝炎等。

对于系统性红斑狼疮患者而言，补体 C3 及 C4 的水平可以判断疾病活动性：活动期补体 C3 及 C4 降低，病情缓解后补体 C3 及 C4 水平上升，部分患者可恢复至正常。补体 C3 和 C4 的测定，不仅有助于系统性红斑狼疮的诊断，还可以观察疗效、监测预后，是其诊疗过程中的重要评价指标。当出现补体降低时，需要及时到免疫科就诊，由专业医生根据小朋友的临床表现，结合其他指标综合判断病情。

（作者：李妍）

21 抗链球菌溶血素 O（ASO）升高，要不要抗感染治疗？

　　小禾医生经常遇到家长拿着抗链球菌溶血素 O 滴度升高的化验检查单来看门诊，问要不要治疗。抗链球菌溶血素 O（ASO）是人体受到 A 组链球菌（GAS）感染后产生的抗体。遇到 ASO 升高，家长先别着急治疗，首先需要医生综合评判升高的原因。引起 ASO 升高的原因有很多，有可能是急性感染，有可能是风湿热，也有很多小朋友并没有明显的症状，仅提示为 GAS 既往感染或携带者。同时，不排除化验检查结果可能受到某些因素影响出现假性升高，因为不同年龄、不同地区气候也影响 ASO 滴度正常参考值。比如 5~15 岁的小朋友上限值偏高，秋冬季比春夏上限值偏高。首都医科大学附属北京儿童医院接诊的小朋友 ASO 正常值上限为 200 IU/ml。

　　那什么情况下 ASO 升高需要进行抗感染治疗呢？

　　①急性化脓性感染时（如咽扁桃体炎、猩红热等），应积极给予抗感染治疗，且要早治疗，足疗程。

　　②如小朋友被诊断为风湿热，就要对 GAS 进行根除，除了完成首次足疗程抗感染外，还要进行长时间预防治疗。

扫一扫
了解更多信息

　　对于无症状的长期 GAS 携带者或是既往感染者，不需要进行抗感染治疗。

（作者：朴玉蓉）

22 HLA-B27 阳性就是强直性脊柱炎吗？

不一定。

HLA-B27 与强直性脊柱炎（AS）或与附着点炎相关的关节炎（ERA）发病关系密切，HLA-B27 阳性说明受检者患有 AS 或 ERA 的概率要高于普通人，但若无任何不适的临床症状及相应的血液和影像结果，并不能诊断其患有 AS 或 ERA。

通常情况下，若临床表现存在炎性腰背痛、附着点炎症或虹膜睫状体炎时，需要考虑是否存在 AS 或 ERA。此时，医生可能会增加 HLA-B27 检查，并询问有无 HLA-B27 阳性的家族病史，以辅助诊断。

需要强调的是，HLA-B27 与疾病的严重性无关。因此，若存在 HLA-B27 阳性的家族病史，不必过度紧张，注意自己有无相关腰背痛症状，监测血炎症指标，必要时辅助影像学检查（X 线、CT、核磁共振成像），可以做到早期诊断、早期治疗。

（作者：莫文秀）

23 为什么要做超声检查？

超声是利用探头发出的超声波了解人体情况的检查方法。超声具有无创、便捷、廉价、多平面成像、无辐射、易于重复的优点，但是图像的质量和对超声图像解读依赖于超声检查设备、检查的技术条件以及检查者的技术，所以超声检查的结果存在一定的局限性。

随着超声技术的迅速发展，超声检查在风湿免疫病的诊断和治疗中的作用日趋显著，它可以敏感地显示和评价滑膜炎、肌腱炎、附着点炎、大血管壁的炎症，同时可以评估其他脏器及组织（心脏、肝脏、脾脏、肾脏、腮腺、胰腺、消化道、淋巴结、软组织等）的健康状况，与实验室检查、X线、CT、核磁共振成像等互补，在儿童风湿免疫病（如幼年特发性关节炎、系统性红斑狼疮、血管炎等疾病）的早期诊断、鉴别诊断、评价疾病活动性、指导治疗、病情监测中具有重要价值。同时，超声可以用于穿刺或注射定位，使风湿免疫病诊治过程中的有创性操作

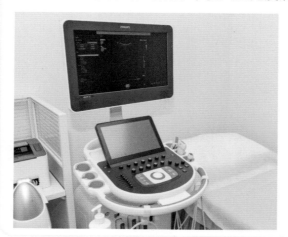

更加准确，减少损害。所以，对于儿童风湿免疫病患者而言，在初次就诊、治疗及随访过程中进行超声检查，方便又必要。

（作者：李妍）

24 什么时候要做 CT 和核磁？

CT 和核磁由于成像原理的不同，优势不同，医生通常根据不同的检查目的去选择检查手段。

CT 又叫作电子计算机断层扫描，是利用 X 线的穿透性以及人体内不同的组织，对放射线衰减能力不同而进行成像，对肺部病变、组织钙化、骨质有无破坏等的显示具有优势。

核磁又叫作核磁共振成像（MRI），是通过体内的氢原子核在强大磁场下发生共振，机器通过记录共振的轨迹形成影像，对软组织如脑、脊髓、关节、肌肉的炎症显示较好。

小禾医生团队致力于既循证、又减轻检查伤害，根据检查目的去选择最合适的检查，比如幼年皮肌炎最容易导致肺部间质病变，小禾医生需要通过肺部 CT 了解，从而决定治疗力度。比如患幼年特发性关节炎的小朋友，小禾医生可以通过关节核磁了解有无关节积液、滑膜增厚情况等，但如果可能存在关节破坏的概况，会选择局部的 CT 了解骨质破坏程度。

（作者：朴玉蓉）

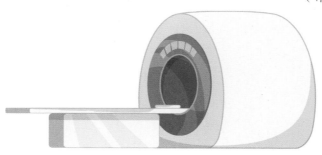

25 为什么复诊时要做血常规、尿常规、肝肾功能检查？

不少家长有这样的疑问，为什么每次复诊时都要做血常规、尿常规和肝肾功能检查？之前都查过了没问题，为什么还要定期复查呢？其实，这些检查非常重要，复查也是必要的。

小禾医生来具体告诉你，这些检查的作用：

1 监测某些疾病的病情是否得到控制，比如患有狼疮性肾炎的小朋友，每次的尿常规检查可以在一定程度上反映肾脏情况，提示病情是否得到控制，也能早期判断疾病是否有复发迹象。

2 监测药物的副作用。患有风湿免疫病的小朋友多数是需要长期服药的，在用药一段时间后，医生在评估治疗效果时，不仅需要关注药物的疗效，同时需要关注药物有没有对小朋友产生毒副作用。药物常见的副作用包括血细胞降低、肝肾功能异常。通过定期监测这些指标，有助于及时发现药物副作用，以便尽早做出相应的调整，达到安全用药、安全治疗的目的。

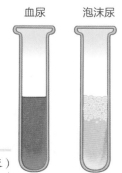

血尿　　泡沫尿

（作者：朴玉蓉）

26 肝酶高了，一定要用保肝药吗？

　　肝酶即转氨酶，在人体中主要以谷丙转氨酶(ALT)和谷草转氨酶(AST)的形式存在。其中 ALT 主要存在于肝细胞中，AST 除了在肝细胞中存在，也存在于心肌和骨骼肌细胞中，当细胞受到损伤时，ALT 和 AST 会从受损的细胞中释放出来并进入血液，导致肝酶升高。相比 AST，ALT 可以更加敏感地监测到肝细胞是否受到损伤。如 ALT 较正常值升高超过 2 倍，可以合理应用保肝药物治疗，但在用药的同时需积极寻找导致肝酶升高的原因。在儿童中，常见的引起肝酶升高的原因主要有以下几种。

1 各种嗜肝病毒、非嗜肝病毒、细菌、寄生虫等感染

　　常见的嗜肝病毒(如甲肝病毒、乙肝病毒、丙肝病毒、戊肝病毒、巨细胞病毒、EB 病毒等)容易在肝细胞内繁殖并破坏肝细胞。各种细菌导致的败血症也会使肝酶升高。弓形虫是常见的造成儿童肝脏损伤的寄生虫。

2 胰腺、胆囊等相关疾病

　　胆囊炎、胰腺炎、肝内外胆管发育异常等也会引起继发性肝脏损伤。

3 风湿免疫病

系统性红斑狼疮、幼年皮肌炎、自身免疫性肝炎、巨噬细胞活化综合征、自身炎症性疾病等，可引起肝脏的异常免疫反应，导致肝细胞破坏，从而使肝酶升高。

药物毒物 4

肝脏是代谢药物和毒物的重要器官，某些治疗用药或误服的毒药均可导致肝细胞的破坏和损伤，使得肝酶升高。

5 遗传代谢病

糖、脂肪、氨基酸和某些离子的代谢均在肝脏中进行，当代谢途径中的某些酶缺乏，就会使得相应的代谢产物堆积在肝脏，甚至产生有害物质，损伤肝细胞。

物理损伤 6

因肝脏受到外力撞击导致的物理性损伤，引发肝细胞损伤破坏，使得肝酶升高。

除了上述 6 种常见的原因外，还有一些会导致肝酶升高的疾病，比如急、慢性心力衰竭和肿瘤等。

保肝药物可以稳定肝细胞膜，为肝脏提供促进修复的物质，加速肝细胞恢复。但如果仅仅依靠保肝药物治疗肝脏损伤，就像是"扬汤止沸"，治标不治本；只有治疗导致肝脏损伤的原发病才是"釜底抽薪"。因此，及时发现引起肝酶升高的原因并有针对性地进行治疗，才能快速而有效地减轻肝脏损伤。

（作者：马靖）

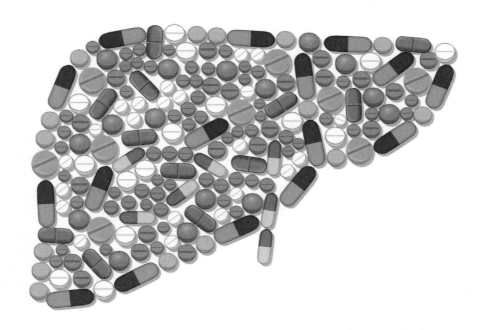

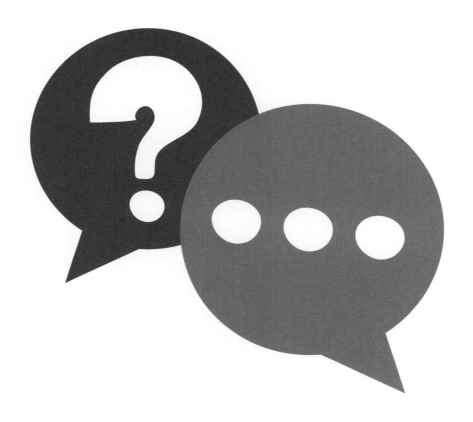

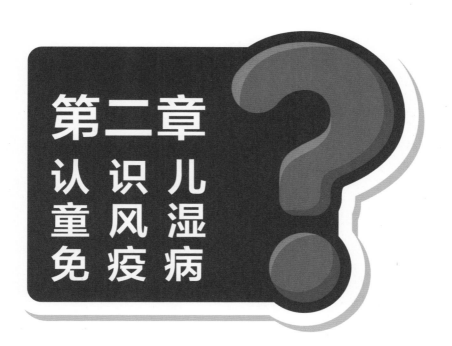

第二章
认识儿
童风湿
免疫病

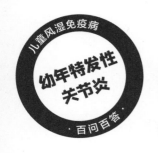

27 儿童也会得关节炎吗?

儿童当然会得关节炎。关节炎即关节内的炎症,可表现为关节的肿胀、疼痛、活动受限等。导致儿童关节炎的主要原因分为两大类:感染性关节炎和非感染性关节炎。

各种细菌、病毒、真菌等病原体感染均可导致感染性关节炎。感染性关节炎多以单关节起病,易累及下肢大关节,婴儿感染性关节炎多继发于细菌感染导致的败血症,随着年龄的增长,需注意一些特殊病原体的感染,如结核杆菌、布氏杆菌和疏螺旋体等。患感染性关节炎的小朋友,起病急,病史多有发热表现,但有时与非感染性关节炎鉴别困难,许多小朋友需完善关节腔穿刺,做病原学的检查协助诊断。

非感染性关节炎主要包括风湿免疫病和血液系统疾病等。风湿免疫病中,关节炎多见于幼年特发性关节炎、系统性红斑狼疮、过敏性紫癜、自身炎症性疾病等。不同的风湿免疫病,关节炎的表现和特点有所不同。血液系统疾病中,血友病、凝血功能异常可导致关节腔内自发出血而出现关节肿胀和疼痛;一些血液系统恶性疾病(如白血病),可因肿瘤细胞在骨髓腔中不断增殖而出现骨痛,这种骨痛多出现在干骺端,与关节痛不好区分,所以当小朋友出现关节痛伴血象或凝血功能异常、淋巴结肿大时,需要警惕患血液系统肿瘤的可能性。

(作者:马靖)

28 幼年特发性关节炎有哪些类型?

幼年特发性关节炎(JIA),是儿童期最常见的风湿免疫病之一。JIA并非一种单独的疾病,而是由临床表现和生物学特征各异的一组慢性关节炎共同构成的一类疾病。

2001年,国际风湿病联盟(ILAR)提出将JIA分为7种亚型,分别是全身型(sJIA)、少关节型、类风湿因子阴性的多关节型、类风湿因子阳性的多关节型、银屑病关节炎、与附着点炎症相关的关节炎和未分化关节炎。

sJIA小朋友会有发热和关节炎的表现,在发热的同时,全身会出现非固定的红色皮疹,伴有淋巴结、肝、脾增大和浆膜腔积液,白细胞水平明显升高,是JIA中比较特殊的一种类型。根据小朋友受累关节个数是否大于4个,JIA可分为少关节型(受累关节数 ≤ 4个)和多关节型关节炎(受累关节数 ≥ 5个)。依据类风湿因子是否阳性,又可将多关节型关节炎分为类风湿因子阴性的多关节炎和类风湿因子阳性的多关节炎。如果JIA合并有银屑病样皮疹即可诊断为银屑病关节炎。与附着点炎症相关的关节炎以肌腱、韧带在关节周围附着处出现炎症为主要临床特点,男童多见,常有骶髂关节受累的表现,部分小朋友还会有葡萄膜炎的表现。未分化关节炎指不符合上述任意一种关节炎表现,或者同时满足2种亚型的关节炎。

(作者:马靖)

29 类风湿因子阳性就是得了类风湿关节炎吗？

类风湿因子（RF）阳性并不代表类风湿性关节炎

RF 的本质主要是一种 IgM 型的自身抗体，所识别的自身抗原是 IgG 的 Fc 段。RF 在多关节型 JIA 中的阳性率较高，是诊断多关节型 JIA 的重要血清学标志物之一；同时，持续高效价的 RF 往往提示疾病更严重，骨破坏和其他关节外表现（如类风湿结节、肺受累）的发生率更高。但 RF 对于诊断多关节型 JIA 并不特异，许多其他疾病也可以出现 RF 阳性，如原发性干燥综合征、系统性红斑狼疮、系统性硬化症、幼年皮肌炎以及一些慢性感染性疾病；甚至正常人群中也有一定的阳性率。因此，不能单纯以 RF 阳性判断受检者是否患类风湿性关节炎。

（作者：马靖）

30 小朋友患有幼年特发性关节炎，为什么要定期做眼科检查？

虽然从疾病名称上来看，幼年特发性关节炎（JIA）是一类影响关节的自身免疫性疾病，但实际上除关节受累外，某些JIA类型也会影响到眼睛。如若不早期、定期进行眼科筛查，情况严重时可能影响视力，甚至出现致盲等严重并发症，因此定期做眼科检查很有必要。

眼球壁自外向内共分为3层，其中中层又称葡萄膜或色素膜，具有丰富的色素和血管，是JIA最易累及的眼睛部位，包括前部（虹膜、睫状体）和后部（脉络膜）。易累及眼睛的JIA类型包括抗核抗体（ANA）阳性的少关节型、类风湿因子（RF）阴性的多关节型、与附着点炎相关的关节炎（ERA）和银屑病型关节炎，这些JIA类型易并发葡萄膜炎。JIA相关葡萄膜炎多为前葡萄膜炎，包括急性前葡萄膜炎（AAU）和慢性前葡萄膜炎（CAU），可有明显的眼红、畏光、流泪等症状。CAU起病隐匿，仅有轻微的眼红或无症状，早期可通过裂隙灯检查发现。

（作者：莫文秀）

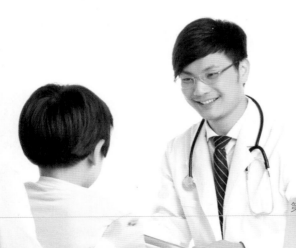

扫一扫
了解更多信息

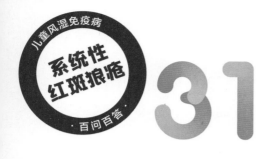

31 什么是系统性红斑狼疮？

系统性红斑狼疮（SLE）是一种可累及全身多脏器、多系统并伴有多种自身抗体阳性的慢性自身免疫性疾病。

SLE发病的原因目前还不明确，可能的几种病因包括遗传易感性、性激素、感染、药物和环境等因素。各种诱因相互作用引起免疫系统紊乱，紊乱的免疫系统变得敌我不分，转而攻击自身。其中攻击自身的很重要的"狙击手"包括以抗核抗体为代表的各种自身抗体以及各种细胞因子。这些致病因素可引起全身多个脏器和系统的损伤，并出现多种多样的临床表现。

在SLE中，凡是我们能够想到的任何脏器和组织，从头发到脚后跟全都可以受累。不同患者之间的临床表现差别很大；轻者可能仅仅出现皮肤或关节受累，重者可能同时出现几种不同重要脏器的受累。医生会根据临床表现和实验室发现，并排除其他疾病后，综合评估来确诊SLE。

（作者：孙菲）

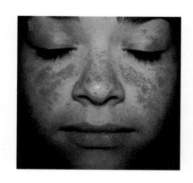

扫一扫
了解更多信息

32 系统性红斑狼疮有什么表现？

SLE 的表现多种多样，变化多端，最常见的受累系统或脏器包括血液系统、皮肤黏膜、肌肉、骨骼、肾脏，也有很多 SLE 小朋友以发热、乏力或消瘦等全身表现为突出特点。神经系统、肺、心脏、消化系统和眼睛等器官也可能受累。

不同脏器受累时会出现以下相应表现。

1 血液系统受累时可出现贫血、白细胞减少和血小板减少，表现为皮肤苍白、乏力、食欲降低等贫血症状，也可能因为白细胞降低引起感染，还可能因为血小板减少引起出血。

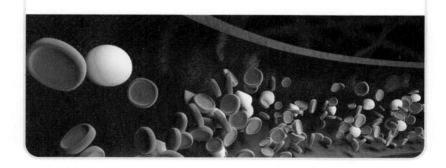

2 皮肤黏膜受累的表现多种多样，包括光过敏、口腔溃疡、脱发、雷诺现象和出现各种各样的皮疹（皮疹类型包括蝶形红斑、环形红斑、盘状红斑、狼疮性脂膜炎和冻疮样皮疹等）。

3 肾脏受累程度不一，轻者可表现为轻度血尿、蛋白尿；重者可出现肾病综合征或急性肾功能不全，表现为大量蛋白尿、血尿、少尿、无尿、水肿、高血压和食欲不佳等。

4 肌肉骨骼受累常表现为关节痛、关节炎、肌痛和肌无力。如果在治疗很长一段时间后出现肢体疼痛，还需注意骨质疏松、压缩性骨折或骨梗死的可能。

5 神经系统受累的表现包括头痛、抽搐、精神病样表现、脑血管疾病，较少见的表现包括急性精神错乱状态、周围神经病、舞蹈病（运动障碍）、颅神经麻痹和横贯性脊髓炎等。

6 心血管受累最常见的表现为心包炎，也可出现心肌损害、心内膜炎、冠状动脉受累，表现为胸痛、心悸和气短等。

7 肺部受累最常见的表现为胸膜炎引起的胸痛。肺出血、肺动脉高压和肺间质病变在儿童 SLE 中相对少见，但一旦出现，病情往往较重。

8 消化系统受累相对少见，可表现为腹水、麻痹性肠梗阻、胰腺炎、自身免疫性肝炎等。小朋友可能出现腹痛、腹胀、恶心、呕吐、黄疸、食欲减退和肝功能异常等。

除了上述提到的这些表现，儿童 SLE 还可出现血栓性微血管病、巨噬细胞活化综合征、眼部血管炎等多种并发症。

当出现上述典型的表现（如面部蝶形红斑），或同时存在上述多种表现时，需考虑 SLE 的可能，及时到医院就诊。

（作者：孙菲）

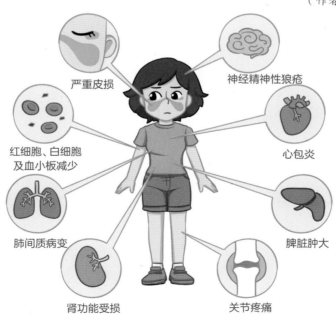

严重皮损

神经精神性狼疮

红细胞、白细胞及血小板减少

心包炎

肺间质病变

脾脏肿大

肾功能受损

关节疼痛

儿童 SLE 的常见临床表现

33 儿童系统性红斑狼疮有什么特殊性？

儿童 SLE 人数占所有 SLE 患者的 1/10~1/5，发病年龄多在青春期。总体来讲，儿童 SLE 起病更急、病情更重，出现肾脏、神经系统、血液系统表现的比例更高，如果没有得到规范的治疗，预后更差，死亡率也更高。

和成人 SLE 相比，儿童 SLE 治疗过程除了需要遵循 SLE 常规的治疗原则外，还需要考虑一些特殊问题，如是否会影响生长发育、药物用法用量、药物代谢差异、是否会对儿童心理健康造成影响等。"儿童 SLE"与"成人 SLE"的诊治过程中存在一定差异。建议儿童 SLE 患者就诊于专业的儿童 SLE 诊治中心及儿童免疫科。

（作者：孙菲）

34 系统性红斑狼疮会不会遗传、会不会传染？

大多数 SLE 不是直接因遗传而得，但 SLE 的发病的确和遗传因素有一定关系。

遗传因素是引起 SLE 发病的众多病因之一。既往研究显示，SLE 患者的一级亲属患 SLE 的比例在 10% 左右，SLE 患者的兄弟姐妹患 SLE 的风险较健康者高 20 倍左右。同卵双胞胎中一方患有 SLE，则另一方也患有 SLE 的比例在 24%~57%，患病比例比异卵双胞胎高 10 倍左右。

这些证据都表明遗传因素在 SLE 的发病中起到一定作用，但也可以证明遗传因素并不是唯一致病因素。虽然 SLE 有一定的遗传倾向，但 SLE 并不一定会遗传给后代或由父母遗传而来。

近些年的研究发现了一类由单个基因突变引起的特殊类型 SLE，叫作单基因狼疮。这类患者发病年龄往往比较小或有 SLE 家族史，在这种特殊类型的 SLE 中，遗传因素是引起疾病的主要病因。

另外，SLE 是一种自身免疫性疾病而非传染病，所以并不会传染。

（作者：孙菲）

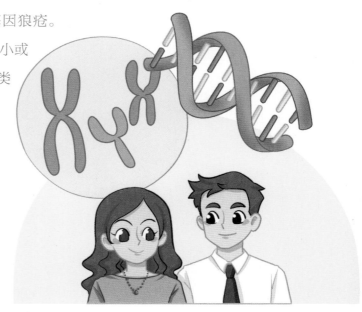

35 系统性红斑狼疮是不治之症吗？

曾经，大众对 SLE 的认识不足，使 SLE 患者得不到规范的诊治，死亡率很高。人们一度认为 SLE 是一种不治之症，甚至谈"狼"色变。

近几十年，随着医疗技术的飞速发展，免疫学得到了长足的进步，人们对 SLE 的研究逐步深入，SLE 的诊疗规范不断完善，也不断有新的药物应用于 SLE 的治疗。目前，经过规范诊治，大部分 SLE 患者的病情都能得到控制。因此，SLE 不再是一种不治之症。

SLE 和高血压、糖尿病等慢性病一样，尽管还不能被完全治愈，但在医生和患者的共同努力下，可以实现控制和缓解。大部分 SLE 小朋友在病情被控制后，可以正常学习、工作和生活。

在医生的帮助下，大部分病情得到缓解的 SLE 小朋友长大成年后也可以结婚、生育。当然，这需要医生、SLE 小朋友和家长共同努力才能实现。

（作者：孙菲）

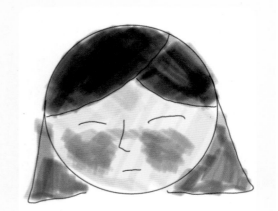

36 抗核抗体(ANA)阳性一定是得了系统性红斑狼疮吗?

抗核抗体阳性是诊断 SLE 的重要和必备依据,但并不是 ANA 阳性就一定患有 SLE。SLE 的诊断除了满足 ANA 阳性,还需要结合其他临床指标和免疫学的化验检查指标综合判定。

ANA 阳性除了见于 SLE,还可见于多种自身免疫病,如幼年特发性关节炎、混合性结缔组织病、干燥综合征、皮肌炎、系统性硬化症和自身免疫性肝炎等。此外,在其他疾病如感染性疾病(EB 病毒感染、艾滋病、微小病毒 B_{19} 感染、感染性内膜炎和梅毒等)、肿瘤性疾病和正常人群中也可能出现低滴度的抗核抗体阳性。

因此,抗核抗体阳性不等于患有 SLE,医生需结合小朋友临床表现及其他实验室指标来综合判断,同时需要注意是否存在其他疾病。

(作者:孙菲)

抗核抗体阳性　　≠　　系统性红斑狼疮

37 系统性红斑狼疮小朋友如何使用糖皮质激素？

　　糖皮质激素是治疗儿童 SLE 的基础用药，大多数 SLE 小朋友最初治疗时都需要加用糖皮质激素。SLE 小朋友的病情有轻、重、缓、急之分，治疗时需要根据每个小朋友的病情确定个体化的治疗方案。医生会根据 SLE 的活动性和脏器受累的严重程度，选择不同的糖皮质激素剂量和其他药物，也就是说根据具体的病情搭配个性化的"药物菜谱"。

　　糖皮质激素治疗过程中，医生也会搭配其他药物（如免疫抑制剂或生物制剂）以帮助控制病情，同时帮助减少糖皮质激素用量。SLE 病情缓解后，医生会及时调整糖皮质激素用量，逐渐调整至最小剂量甚至停用。糖皮质激素的减量不可操之过急，以免造成疾病复发；也不可迟迟不减，导致各种激素相关并发症。

　　需要特别注意的是，在糖皮质激素治疗过程中，需要密切监测 SLE 的病情变化，防止疾病复发和活动。规律随诊、定期评估病情是调整糖皮质激素剂量的前提。

　　总之，糖皮质激素的使用需要根据病情制定合理方案，保证在病情得到控制的情况下，最大限度地减少糖皮质激素的用量及其带来的副作用。

（作者：孙菲）

38 抗 ENA 抗体阳性需要反复复查吗?

对于诊断明确的小朋友,反复复查抗 ENA 抗体意义不大。

抗 ENA 抗体是多种自身抗体的总称。目前临床常规检测的抗 ENA 抗体包括抗 Sm、U1RNP、SSA/Ro、SSB/La、rRNP、Scl-70 和 Jo-1 等抗体。每种抗体都有其相应的临床意义。如其中一些抗体属于疾病标志性抗体或特异性抗体:抗 Sm 抗体是 SLE 的特异性抗体;抗 Scl-70 抗体是系统性硬化症的标志性抗体。抗 rRNP 抗体和神经精神性狼疮相关,抗 Jo-1 抗体与皮肌炎中的抗合成酶综合征相关,抗 U1RNP 抗体和雷诺现象相关。

需要注意的是,虽然抗 ENA 抗体对多种结缔组织病的诊断都有重要价值,但与疾病的严重程度和活动性不相关,所以治疗过程中不需要反复复查。

(作者:孙菲)

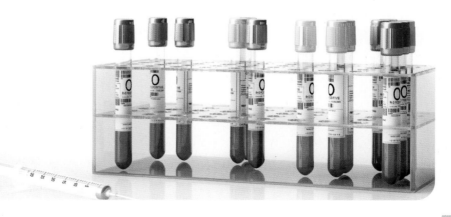

39 什么是干燥综合征，能治好吗？

干燥综合征是一种以侵犯外分泌腺，尤其以唾液腺和泪腺为主的慢性自身免疫性疾病。除唾液腺和泪腺受累导致的口干、眼干外，还可引起肺、肾、肝脏、关节、血液以及神经系统等的损害。干燥综合征分为原发性干燥综合征和继发性干燥综合征，同时存在其他自身免疫病（如 SLE、皮肌炎或硬皮病等）时，被称为继发性干燥综合征，否则被称为原发性干燥综合征。

儿童干燥综合征的临床表现与成人干燥综合征略有差异，儿童中伴复发腮腺炎、肾小管酸中毒等较常见。儿童中发展为典型眼干、口干等症状需要较长时间，所以口干、眼干症状不突出，病情发展过程更加隐匿，且少有肺部受累。当怀疑儿童患有干燥综合征时，除了常规的化验检查外，医生还会建议进行自身抗体、淀粉酶、免疫球蛋白、肾脏评估、角膜染色、泪液试验、唾液流速以及唇腺活检等特异性检查来帮助诊断。

目前，干燥综合征的治疗以缓解症状、减轻脏器损害、延缓疾病进展为治疗目标，局部治疗为缓解腺体干燥症状的一线治疗方法，可通过刺激或补充腺体分泌物（如人工泪液等）缓解干燥症状。对于活动性全身性系统疾病，可考虑采用全身性治疗，可使用的药物包括糖皮质激素、羟氯喹和甲氨蝶呤、环孢素、吗替麦考酚酯、环磷酰胺等免疫抑制剂以及生物制剂。

（作者：孙菲）

40 小朋友得了几次腮腺炎，医生为什么让看免疫科？

　　腮腺炎是指腮腺发生感染或出现炎症，可以表现为发热、头痛、乏力，单侧或双侧的腮腺肿胀。腮腺炎可由不同因素引起，往往与感染相关，如流行性腮腺炎由病毒感染引起。患病后可以出现保护性抗体，因此复发的可能性非常小。除此之外，某些自身免疫性疾病也可以累及腮腺，例如儿童的干燥综合征累及腮腺，可以出现腮腺的反复肿大。

　　腮腺是唾液腺里最大的一对腺体，容易受到自身免疫的攻击而表现为"腮腺炎"。因此，若反复出现腮腺炎，并在充分除外细菌或病毒感染的前提下，如果还伴有眼干、口干，肝酶或胰酶升高，血清中多种自身抗体阳性，则需要免疫科就诊，排查"干燥综合征"的可能。

（作者：莫文秀）

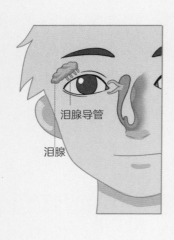

泪腺导管

泪腺

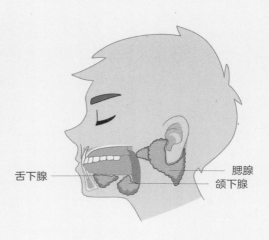

舌下腺

腮腺

颌下腺

41 皮肤一块块变硬是怎么回事?

皮肤变硬有多种原因,包括感染、自身免疫、肿瘤、代谢等因素。其中由自身免疫因素导致的皮肤变硬,在风湿免疫病中被称为"硬皮病",主要表现为局限或弥漫的皮肤增厚、肿胀、硬化,后期可能出现皮下组织萎缩和局部色素脱失,伴有或不伴有内脏系统受累。

硬皮病的皮肤表现大致可分为两大类:弥漫皮肤受累,有广泛的皮肤受累,皮肤增厚向近端延伸到肘或膝部,或累及躯干,不包括面部,患者往往有多系统损害,预后较差;局限皮肤型,皮肤受累局限于肘和(或)膝部远端,不累及躯干,可以伴有面部皮肤增厚,内脏受累较少见。

硬皮病较常受累的重要脏器包括:肺(肺纤维化、肺动脉高压)、胃肠道(胃食管反流、胃窦血管扩张、肠动力障碍等)、心脏(心律失常、心力衰竭等)和肾脏(肾功能不全、肾危象等)。因此在明确诊断后通常需要进行肺部高分辨 CT、肺功能、食道 24 小时 pH 值监测、腹部超声或 CT、心电图、心脏超声和肾功能的检查等,系统评估重要脏器的受累情况。

硬皮病在儿童中的表现相对特殊,以皮损为主要表现,鲜有脏器受累。皮损可以线状方式沿四肢发展,少见于躯干,可能引起生长障碍;其中发生在前额或头皮部的线状硬皮病可呈象牙色凹陷,因患处形似军刀伤疤,故称为"军刀痕",常合并同侧面部半侧萎缩。皮损扩散速度相对缓慢,部分可伴有自身抗体阳性。对于发展缓慢的皮损,可外用激素、他克莫司软膏或光疗等;而进展性或重症的皮损,可使用全身糖皮质激素及免疫抑制剂如甲氨蝶呤、羟氯喹等治疗。

(作者:莫文秀)

42 幼年皮肌炎是什么病?

幼年皮肌炎(JDM)是一种自身免疫性疾病,主要表现为肌肉和皮肤的炎症。肌肉受累表现为肌无力和肌痛,尤其以近端肌群表现更为明显:小朋友不能抬臂,无法上下楼梯,严重者甚至无法从床上起身,晚期小朋友因肌肉萎缩可导致关节屈曲挛缩。皮肤受累主要表现为双侧眼睑暗紫红色(紫丁香样)皮疹,可伴有双侧眼睑的肿胀;除此之外,V 字征、披肩征、Gottron 征也是幼年皮肌炎可伴有的皮疹表现。有的 JDM 小朋友在疾病的不同时期还会出现钙质沉着这种严重的皮肤并发症,具体表现为皮下组织的小硬块或结节、肌肉筋膜片状钙化。此外,JDM 还会累及胃肠道、肺部和心脏等重要脏器,小朋友可有腹痛、腹泻、便血、肠穿孔、呼吸困难、乏力、面色苍白、心电图异常等表现。

目前幼年皮肌炎的发病机制仍不清楚,但其临床表现可能与血管病变(免疫复合物沉积、细胞黏附分子表达改变诱导 Th17 细胞浸润、内皮细胞功能障碍等)有关。一些疾病的临床表现可能和 JDM 很相似,如重症肌无力、遗传代谢性疾病和内分泌疾病等。所以怀疑患 JDM 的小朋友一般需要住院并系统评估皮肤、肌肉和脏器受累情况,以便做出明确诊断和判断疾病的严重程度。目前幼年皮肌炎的治疗用药主要包括丙种球蛋白、糖皮质激素、抗风湿药物(如甲氨蝶呤、环孢素、环磷酰胺等)、生物制剂(TNF-α 抑制剂、IL-6 受体抑制剂等)、小分子靶向药物(JAK 抑制剂),预防感染和对症支持治疗等。JDM 小朋友在生活中需要注意防晒、防冻,在疾病缓解期适当开展康复锻炼,增强肌肉力量。

(作者:马靖)

43 得了皮肌炎，为什么要检查肺 CT？

因为肺部是幼年皮肌炎（JDM）除肌肉、皮肤外最常见的受累脏器，所以被确诊为 JDM 的小朋友一定要定期做肺 CT 检查。JDM 易累及肺部，其原因大致可分为 3 类：原发病导致的肺间质病变、由于咽喉肌无力导致的吸入性肺炎以及继发的肺部感染。JDM 合并肺间质病变在多数情况下无明显临床表现，起病隐匿，早期识别困难，所以需要肺部影像学检查辅助监测。

在幼年皮肌炎小朋友中，抗 MDA5 抗体呈阳性时，肺间质病变出现的概率更高，并可在短期内迅速进展，出现进行性呼吸困难、难以纠正的低氧血症，需积极加强原发病治疗，否则会出现危及生命的情况。高分辨率肺 CT 对肺间质病的诊断具有更高的敏感性和准确性，不同的肺部影像学改变对了解肺间质病有重要价值。

（作者：马靖）

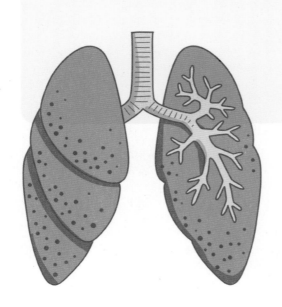

44 患有皮肌炎的小朋友同时伴有皮肤钙化，还能补钙吗？

可以补钙。

目前皮肌炎的皮肤钙化病因不明，有研究推测，其与组织结构损伤、局部供血不足和缺氧、血管炎、局部炎性因子和细胞的浸润、钙调蛋白及矿化相关蛋白的改变等有关，与补钙无关。另有研究显示，出现皮肤钙化的皮肌炎儿童长期应用激素治疗，可能同时存在骨质疏松甚至脊柱压缩性骨折，所以，对幼年皮肌炎伴有皮肤钙化且应用激素治疗的小朋友来说，补钙是必要的。根据 2017 年发布的《糖皮质激素诱导骨质疏松最新防治指南》，长期应用激素的 4~17 岁儿童，每日需摄入 1000 毫克的钙及 600 IU 的维生素 D（包括食物和药物摄入的钙和维生素 D），如果合并骨折，需加服双磷酸盐治疗。

扫一扫
了解更多信息

（作者：李妍）

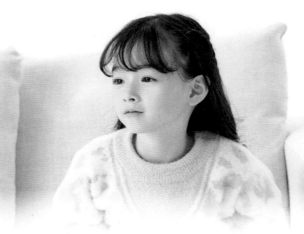

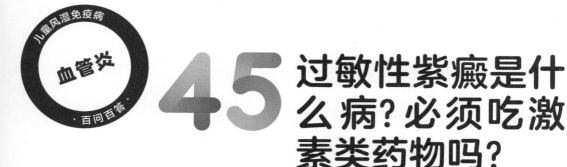

45 过敏性紫癜是什么病？必须吃激素类药物吗？

什么是过敏性紫癜？

过敏性紫癜，也称为 IgA 血管炎，是一种病因尚不完全明确的系统性血管炎。临床表现以"皮肤紫癜、关节炎 / 关节痛、腹痛"为典型三联征，部分小朋友有肾脏受累，极少数患者可能出现中枢神经系统和肺受累表现。

过敏性紫癜需要治疗吗？

目前对于过敏性紫癜的最优治疗方法仍存在争议，由于过敏性紫癜具有可自发缓解的特征，所以表现为关节炎、皮肤紫癜的患者，大多数不需要接受糖皮质激素治疗，或者仅需要进行对症治疗。

什么情况下需要用激素类药物？

如果出现消化系统受累，比如腹痛、便血、肠梗阻等，系统性应用糖皮质激素有助于缓解消化道症状并缩短消化道不适症状的持续时间。

肾脏受累怎么办?

由于肾脏受累是影响长远期预后的重要因素,部分患者会进展为慢性肾脏病,因此,在疾病发生和发展过程中,需要定期监测是否合并存在肾炎或肾病,早期发现肾脏受累并进行积极治疗尤为重要。如果存在肾脏受累,需要根据肾脏表现的类型进行评估,如临床表现或肾脏受累的指标持续恶化,通常提示需要肾活检以明确肾脏病理类型,并根据肾脏病理类型采取进一步的治疗,治疗方案包括应用糖皮质激素以及免疫抑制剂等。

还会复发吗?

大多数患者总体预后良好,但是容易复发,复发通常出现在疾病最初发作的 4~6 个月内,所以在首次治疗及恢复后,仍需要持续监测。

（作者：孙佳鹏）

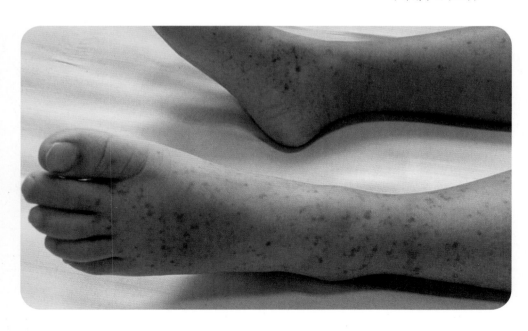

46 过敏性紫癜是过敏引起的吗？要忌口吗？

过敏性紫癜（HSP）临床表现为非血小板减少性可触性皮肤紫癜，伴或不伴腹痛、胃肠出血、关节痛、肾脏损害等症状。它是儿童期最常发生的血管炎，是以小血管炎为主要表现的全身综合征。HSP 多数为良性自限性疾病，但也可导致严重的胃肠道、肾脏及其他器官损伤。因此，HSP 是一种免疫性疾病。

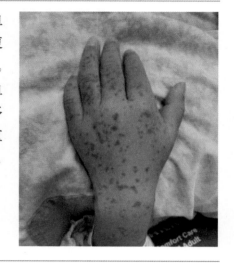

细菌或病毒感染、外界环境等多种因素均可导致 HSP 发生。虽然 HSP 是免疫性疾病，但是研究表明，食物过敏或不耐受可能是其发展、反复的重要诱发因素。因此，可根据 HSP 小朋友既往过敏原筛查结果或既往经验，避免其在急性期食用容易致敏的食物（如海鲜、鸡蛋、牛奶等），以减少 HSP 的反复及减轻其发展。同时，减少或避免食用坚硬、粗糙等对胃肠道有机械性刺激的食物，可减轻腹痛。

（作者：舒洲）

47 川崎病是什么病? 一定需要激素治疗吗?

川崎病是一种原因不明的血管炎, 主要影响 5 岁以下的儿童。由于存在全身血管的炎症, 处于急性期的小朋友会出现持续发热、口唇充血以及皲裂、皮疹、颈部淋巴结肿大、眼睛发红 (结膜炎)、手掌和足底红斑、手足硬肿等症状; 随着疾病治疗以及恢复, 手指及脚趾会出现脱皮。心脏并发症是川崎病的重要并发症, 其中冠状动脉瘤是影响预后的并发症。

川崎病目前没有特异性实验室诊断手段, 临床诊断需要结合临床症状、血常规检查、炎性指标及冠脉超声检查综合得出。部分患川崎病的小朋友, 临床表现不典型, 可能会诊断为不完全性 (非典型) 川崎病。

尽管部分川崎病是自限性疾病, 即不经治疗, 川崎病的急性症状也可以逐渐消失、痊愈, 但如不积极治疗, 冠状动脉瘤的发生风险会显著升高, 因此提倡早发现、早治疗。一旦被确诊为川崎病, 需要积极进行抗炎治疗, 主要方式为静脉应用大剂量丙种球蛋白。糖皮质激素多用于 IVIG 无应答患者的挽救治疗, 针对首次 IVIG 治疗后患者再次发热或再次应用 IVIG 治疗后发热的患者, 可考虑应用糖皮质激素。

（作者：孙佳鹏）

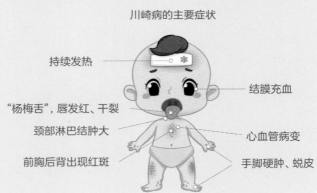

川崎病的主要症状

持续发热

结膜充血

"杨梅舌", 唇发红、干裂

颈部淋巴结肿大

心血管病变

前胸后背出现红斑

手脚硬肿、蜕皮

48 治疗川崎病用了丙种球蛋白，还能接种疫苗吗？

接种疫苗后，人体会产生针对相应病原的抗体（一种免疫球蛋白），从而使人体建立对抗病原的主动免疫反应，再遇到相同病原感染的时候，抗体就会产生免疫应答反应。在给患川崎病的小朋友输注的丙种球蛋白里，存在针对各种病原的抗体，在接种疫苗后，这些抗体可能会削弱某些疫苗诱导机体产生保护性抗体的能力。

那么，为了保证疫苗的效果，患川崎病的小朋友在应用丙种球蛋白后是不是就不能接种疫苗了呢？

根据最新的指南，如果患川崎病的儿童已经接受了静脉注射免疫球蛋白（IVIG）治疗，无须改变儿童常规疫苗接种程序，也就是说，可以按照原定计划继续接种相应的疫苗。需要注意的是，对于麻疹疫苗及水痘疫苗，疫苗的接种时间需要推迟到丙球应用后的第 11 个月，因为研究表明给予 IVIG 治疗后，被动获得的抗体会持续存在较长时间（可达 11 个月），并可能干扰疫苗的免疫原性，也就是影响机体产生保护性抗体。

（作者：孙佳鹏）

49 白塞病是什么病？

白塞病又称为 Behcet 综合征，即白塞氏综合征（贝赫切特综合征），由土耳其医生胡鲁西·贝西（Hulusi Behcet）在 1937 年提出。

白塞病是一种可以累及全身多脏器和器官的变异性血管炎，以口腔溃疡、生殖器溃疡、皮肤病变、葡萄膜炎、关节肿痛、动静脉血管炎、消化系统和神经系统受累为主要特征。白塞病的症状因人而异，不同脏器受累会导致疾病的表现迥异，最常见就诊病因是口腔溃疡和生殖器溃疡。有的小朋友还会出现眼红、视力模糊、眼部疼痛，这提示应该去眼科排查是否存在葡萄膜炎以及巩膜炎。腹痛、腹泻、便血是白塞病消化道受累的重要临床表现，通常需要进行粪便检查、消化道超声检查、肠镜检查。由白塞病引起的血管炎可以导致动静脉血栓，从而出现局部肢体、脏器的疼痛，此时需要进行血管超声或 CT 的检查辅助诊断。中枢神经系统血管炎则可以导致小朋友出现头痛、头晕甚至惊厥等神经系统症状，需要通过 CT 以及头颅磁共振进行血管和中枢神经系统的评估。

（作者：莫文秀）

白塞病的主要特征

① 口腔溃疡　　② 生殖器溃疡　　③ 皮肤病变

④ 葡萄膜炎　　⑤ 关节肿痛　　⑥ 动静脉血管炎

⑦ 消化系统和神经系统受累

50 白塞病怎么治疗？

白塞病的治疗目标是迅速控制炎症，防止复发，以预防不可逆的器官损害。白塞病的治疗方式取决于受累器官或系统的类型和病变严重程度。当原发病累及多器官时，通常需要多学科协作。

对于口腔溃疡和生殖器溃疡，可使用秋水仙碱、沙利度胺等药物治疗；对于反复复发、溃疡较重或存在多个病变者，加用全身糖皮质激素治疗。伴关节炎的患者可使用非甾体类抗炎药（NSAID）缓解关节炎疼痛症状，对于难治性或持续性关节炎，可以使用肿瘤坏死因子-α（TNF-α）抑制剂。

对于眼部病变，可与擅长评估和治疗葡萄膜炎的眼科医生协作处理。白塞病的前葡萄膜炎通常采用局部皮质类固醇激素和散瞳滴眼液治疗；如果局部皮质类固醇激素不能控制前葡萄膜炎，可能需要短期应用全身性糖皮质激素治疗。对于后葡萄膜炎患者，初始治疗方式为使用大剂量糖皮质激素联合一种免疫抑制剂，或使用单克隆 TNF-α 抑制剂治疗。对于危及视力的病变，可经验性地给予静脉甲泼尼龙冲击治疗。

对于胃肠道溃疡、血管病变和中枢神经系统受累的小朋友，通常采用全身糖皮质激素与免疫抑制剂的治疗方案。临床医生会根据受累的脏器、病变的严重程度和患者可耐受的情况选择免疫抑制剂种类，也可使用生物制剂如 TNF-α 抑制剂治疗疗效欠佳的患者，必要时需联合手术或介入放射学一起治疗。

（作者：莫文秀）

51 多发性大动脉炎是血管的炎症吗?

多发性大动脉炎是一种慢性的、炎症性的大血管炎,其病变部位主要位于主动脉及其主要的分支,如颈动脉、锁骨下动脉、头臂动脉和肾动脉等。该疾病可引起血管壁的全层炎症,使血管壁增厚、变窄、闭塞或形成血管瘤,最终导致脏器血供的改变。

多发性大动脉炎可产生全身的炎症表现和血管病变相关的表现。全身的炎症表现包括发热、乏力和体重减轻等。血管病变相关的表现包括双侧血压不对称、脉搏减弱或消失、高血压、血管杂音、头痛、头晕、晕厥、胸痛、腹痛、间歇性跛行等。

所以,对于一些不明原因发热的小朋友,化验发现血沉明显增高,或伴有上面提到的血管病变的表现时,免疫科医生会积极做一些检查,筛查多发性大动脉炎。争取及时诊断、积极治疗,改善疾病的预后。

(作者:孙菲)

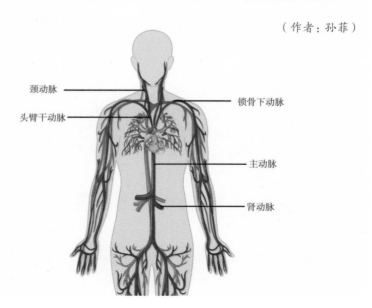

颈动脉　　　　　　　　　　　锁骨下动脉

头臂干动脉　　　　　　　　　主动脉

　　　　　　　　　　　　　　肾动脉

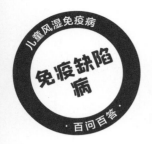

52 自身炎症性疾病是什么病?

自身炎症性疾病是一组由基因突变导致固有免疫系统失调而引起全身炎症反应的疾病,可以有多个器官受累。自最初被定义以来,人类已经先后确定了30多个与自身炎症性疾病相关的基因,它们分别影响固有免疫系统的不同部分,可导致相应疾病的出现。

目前,自身炎症性疾病(AIDS)主要分为炎症小体病及IL-1家族相关疾病、I型干扰素通路病、NF-kB和/或TNF活性异常介导的AIDS以及其他机制导致的AIDS。患有自身炎症性疾病的小朋友,多起病年龄小、病程长,临床上可以表现为发热、皮疹、关节肿痛、腹痛、腹泻、口腔溃疡、葡萄膜炎、听力异常、抽搐、偏瘫、肝脾淋巴结肿大、血细胞减少、发育迟缓、反复感染等,可存在家族史。若存在上述表现,建议带小朋友到免疫科诊治。

(作者:李妍)

皮疹　腹痛

发热

自身炎症性疾病的临床表现　腹泻

关节肿痛　抽搐

听力异常　口腔溃疡

葡萄膜炎

扫一扫
了解更多信息

53 PFAPA 综合征是什么病?

周期性发热是一组以发热为主要表现的疾病,其中周期性发热 - 阿弗他口炎 - 咽炎 - 淋巴结炎综合征(PFAPA)是儿童时期周期性发热综合征最常见的类型。

1987 年,Marshallf 医生首次报道了 PFAPA,除了表现为周期性发热以外,往往还伴有阿弗他口炎、咽炎及淋巴结炎三联征,具有自限性。大部分小朋友均在 5~6 岁前起病,近来也有成人起病的报道。小朋友发热很有规律,每隔 2~8 周(大部分 3~6 周) 就会出现发热症状,往往表现为高热,体温达 39~40.5℃,持续 3~7 天(通常为 4~5 天)。发热期间常无任何不适。如果小朋友的发热症状有上述特点,应及时到免疫科就诊,完善相关筛查,评估是否患有周期性发热。

（作者：舒洲）

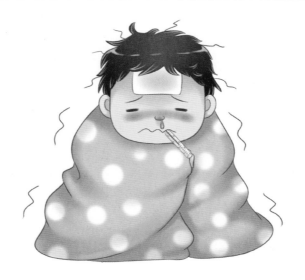

扫一扫
了解更多信息

54 为什么会得免疫缺陷病?

免疫缺陷病分为原发性免疫缺陷病(PID)和继发性免疫缺陷病(SID)。PID 是因基因缺陷引起免疫系统功能损害所致的遗传性疾病,而 SID 则是因为出生后环境因素如感染、营养紊乱和患某些疾病等影响免疫系统所导致的一种疾病状态。

PID 这类疾病的致病基因突变通常可引起编码蛋白质数量或功能异常,因此导致这个蛋白所在通路的功能发生改变,不能正常行使人体的免疫功能。在 PID 中,因免疫细胞和免疫分子功能异常导致的免疫应答缺如、水平降低或亢进,可引起机体抗感染免疫功能低下或免疫功能失调,因此引起一系列相应的临床表现。

自 2017 年版国际免疫学会联盟 PID 分类标准起,学界建议采用免疫出生缺陷(IEI)这一概念来代替 PID 的名称,以避免人们在理解这类疾病的含义和范畴时过度局限。目前看来,虽然 IEI 逐渐为研究者和临床医生接受,但 PID 仍在被使用。

(作者:舒洲)

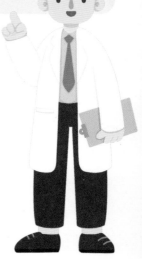

55 有哪些症状可能怀疑患原发性免疫缺陷病？

如发现小朋友有以下情况中的一种，要警惕是否有患原发性免疫缺陷病的可能性，需到免疫科进行初筛，包括各种免疫细胞的计数、抗体水平、补体水平检查等。

①一年内出现 ≥ 4 次新的耳部感染；

②一年内出现 ≥ 2 次严重的鼻窦感染；

③经 ≥ 2 个月的口服抗生素治疗，效果较差；

④一年内发生 ≥ 2 次的肺炎；

⑤婴儿体重不增或生长异常；

⑥反复的深部皮肤或器官脓肿；

⑦持续的鹅口疮或皮肤真菌感染；

⑧需要静脉用抗生素清除感染；

⑨出现 ≥ 2 次深部感染，包括败血症；

⑩存在原发性免疫缺陷病家族史。

（作者：李凤婷、王蕊）

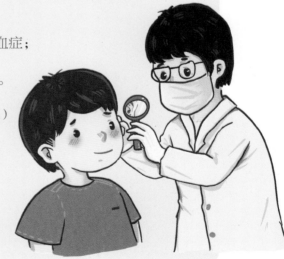

56 原发性免疫缺陷病如何治疗？

随着现代医学的发展，原发性免疫缺陷病不再是不治之症，目前，国内外已经采用造血干细胞移植成功根治多种 PID 小朋友。目前，我们尚未掌握 PID 的发病率、病死率、致残率等关键数据。

整体来说，若 PID 小朋友能被早期识别、早诊断、早治疗，大部分预后是良好的。建议家长具体问题具体分析，详细咨询免疫科医生。目前 PID 的治疗手段如下：

免疫重建：包括造血干细胞移植及基因治疗，是部分 PID 小朋友最重要的根治手段。例如，重症联合免疫缺陷病、X 连锁慢性肉芽肿病等 PID 一经确诊，应尽早进行造血干细胞移植，国外也有基因治疗成功挽救腺苷脱氨酶缺陷性重症联合免疫缺陷病、X 连锁慢性肉芽肿病联合免疫缺陷病小朋友生命的案例。目前国内对原发性免疫缺陷病行基因治疗仍在准备阶段。

替代治疗：如每月予丙种球蛋白治疗 X 连锁无丙种球蛋白血症，予重组人 γ 干扰素治疗分枝杆菌感染，予腺苷脱氨酶治疗腺苷脱氨酶缺陷性重症联合免疫缺陷病等。

其他：积极防治感染是最重要的治疗环节之一，因为感染是该类疾病小朋友最常见的死因。此外应注意营养支持，慎用含淋巴细胞血液制品等。

（作者：舒洲）

57 X 连锁无丙种球蛋白血症是什么病？

X 连锁无丙种球蛋白血症（XLA），1952 年由 Ogden C. Bruton 医生发现（也被称为 Bruton 病），是最早被描述的 PID，也是最主要的抗体缺陷病。BTK 基因突变是其致病原因，发病率为 1/200000 万 ~1/100000 万。

XLA 最主要的临床表现为出现呼吸道和消化道反复感染的症状，多在出生半年后来自母体的抗体消失后出现，但由于疾病本身、生活环境、抗生素应用等情况不同，也有部分小朋友 3~5 岁甚至更晚时才出现症状。其他症状有淋巴结缺如、反复慢性腹泻、自身免疫性疾病等。

XLA 最主要的治疗方式为丙种球蛋白替代治疗，每 3~4 周注射一次 400~600mg/kg 的免疫球蛋白，以维持 IgG 水平 >5g/L。小朋友有支气管扩张及脑膜脑炎时应增加剂量。其他治疗包括抗感染治疗等。总体来说，小朋友应根据自身情况，在免疫科医生指导下制定个体化治疗方案。

（作者：舒洲）

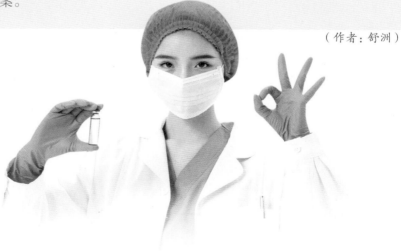

58 免疫病也会引起肝炎吗?

肝炎根据病因不同,可分为病毒性、酒精性、药物性、脂肪性、自身免疫性和寄生虫肝炎等。病毒性肝炎,是由肝炎病毒引起的,分为甲型肝炎、乙型肝炎、丙型肝炎、丁型肝炎和戊型肝炎,属于传染病。而酒精性肝炎、药物性肝炎、自身免疫性肝炎等不具传染性。

自身免疫性肝炎是一种慢性炎症性肝病,特点为自身抗体和血清球蛋白水平升高,但可能因急性肝炎起病,而后进展为慢性肝病和肝硬化,临床表现多样。症状有轻有重,轻者无明显症状,仅验血时发现肝功能异常,重者可因肝功能严重受损出现恶心、食欲不振甚至黄疸等。据报道,一些不明原因的急性肝衰竭患者经进一步检查,最终被确诊为自身免疫性肝炎。

在免疫科,一些免疫出生缺陷病,如 PI3K 活化综合征、LRBA 缺陷、CTLA4 缺陷、X 连锁多内分泌腺病或肠病伴免疫失调综合征等,均可能出现自身免疫性肝炎。所以,当小朋友出现不明原因的肝功能受损时,建议到免疫科筛查有无免疫因素的存在。必要的时候,可能会需要做肝脏的穿刺,取肝细胞做病理检查,明确肝功能受损的病因。

（作者：韩彤昕）

59 风湿热、风心病是什么疾病？

风湿热和风心病是一个病吗？

小禾医生发现常常有家长将"风湿病"和"风心病"视作同一种疾病的不同叫法，其实，严格来说，风心病是风湿热的并发症，也有的小朋友并没有风湿热的急性期症状，而单独出现风心病。

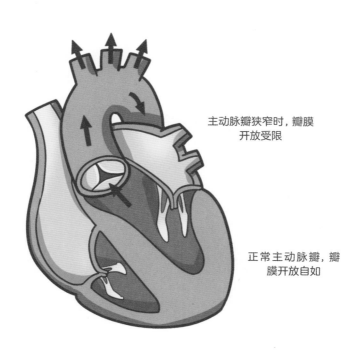

主动脉瓣狭窄时，瓣膜
开放受限

正常主动脉瓣，瓣
膜开放自如

风湿性心脏病示意图

什么是风湿热？

风湿热，或者说急性风湿热，是一种炎症性疾病，通常在 A 组乙型溶血性链球菌感染后 2~4 周发生。小朋友可以出现反复发热、游走性关节炎、心肌炎、皮下结节、环形红斑以及舞蹈病等。

心脏急性炎症是风湿热活动期的重要表现之一，可以表现为心内膜炎、心肌炎、心包炎；急性期心脏病变的程度决定了急性风湿热的预后。

什么是风心病？

风心病是风湿性心脏病的简称，是指风湿热反复或严重发作后遗留的心脏慢性并发症，主要表现为心脏瓣膜病变。心脏瓣膜受累既是慢性又是不可逆的，最终可能会导致心功能失代偿表现。

总而言之，风湿热和风湿性心脏病是同一种疾病的不同阶段，早期识别风湿热并积极干预，避免疾病向晚期并发症进展至关重要。

（作者：孙佳鹏）

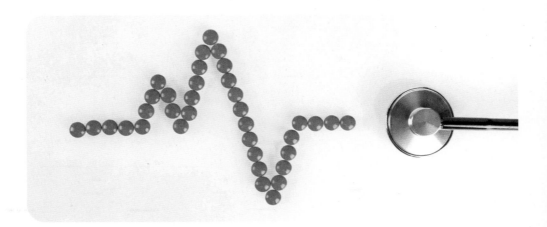

60 结节性红斑是什么病？

　　结节性红斑(erythema nodosum, EN) 是一种常见的脂膜炎, 其皮损通常表现为小腿前面对称分布的红色结节, 可伴触痛, 也可伴有发热、关节痛等多种全身表现。EN 能否治愈需要视病因而定。EN 的病因十分复杂, 部分无明确病因者称为特发性 EN, 部分特发性 EN 可在数周内自行消退, 抬高患肢、休息和加压有助于减轻症状; 而与感染、药物或系统疾病相关的 EN 则称为继发性 EN, 对于这类小朋友, 对潜在病因的甄别和治疗十分重要: 与感染相关的 EN 需要采取积极的抗感染治疗, 与药物相关者注意停用相关药物, 而与系统性疾病相关的 EN 患者则需要针对原发病进行治疗。

　　EN 的整体病程可持续数周至数年, 但多数小朋友可自发缓解。

（作者：莫文秀）

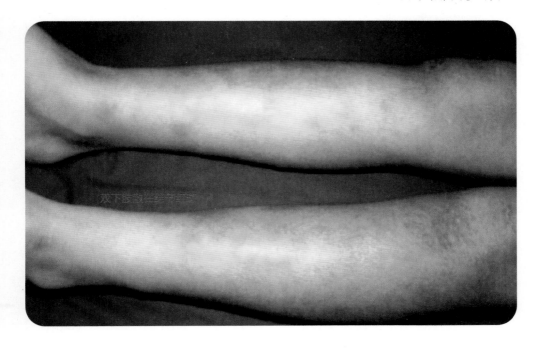

双下肢前正结节性红斑

61 高尿酸血症必须药物治疗吗？

　　高尿酸血症是身体中一种叫作嘌呤的物质代谢紊乱导致的慢性代谢性疾病，受很多因素影响，包括性别、年龄、遗传、用药、饮食习惯以及生活方式等。目前研究认为，当小朋友被确诊为高尿酸血症时，血清尿酸水平应满足：1~12个月 > 500μmoL/L, 1~10岁 > 320μmol/L; 11~15岁男童 > 470μmoL/L, 11~15岁女童 > 350μmoL/L; 15岁以上采用成人标准：男性 > 420μmol/L，女性 > 360μmol/L。

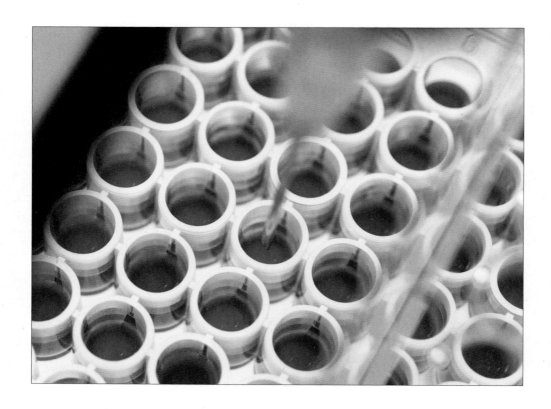

近些年，儿童高尿酸血症患者有增多趋势，该病可能会引起痛风，甚至影响肾功能。该病还和代谢综合征和心脑血管疾病的发生有关，因此一定要引起重视。

临床上，首次发现血尿酸升高但没有其他临床症状时，可以先通过改善不良的生活习惯来降低尿酸水平，并定期复查：如调整膳食结构，减少高嘌呤食物（如海产品、动物内脏）的摄入；钠和酮体均会影响尿酸的排泄，因此也应降低脂肪和盐的摄取量；坚持适量运动，控制体重；避免熬夜、过度劳累等。若复查时血尿酸水平已恢复正常标准，可暂不服药，注意继续保持健康生活状态就可以。但对于经过多次复查，血尿酸水平均处于升高状态且出现关节痛等临床症状的患者，仅通过饮食控制及适当运动难以将血尿酸降至正常水平，可能需要接受降尿酸药物治疗。另外，还要进一步排查引起高尿酸血症的原因，建议及时到医院就诊。

（作者：李凤婷、王蕊）

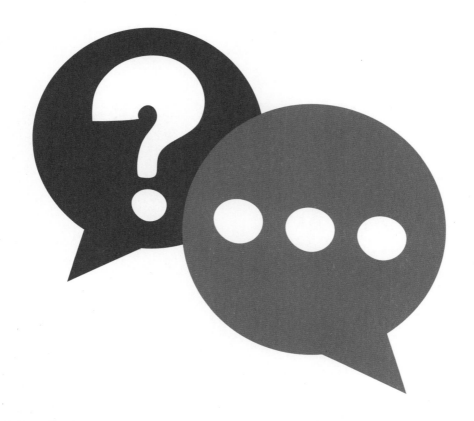

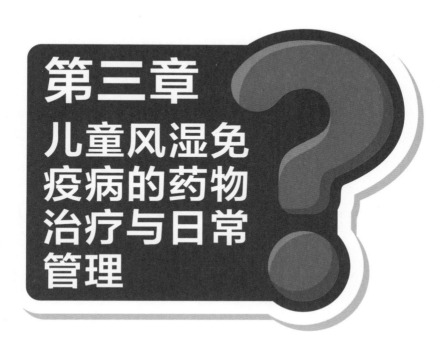

第三章
儿童风湿免疫病的药物治疗与日常管理

62 治疗儿童风湿免疫病，医生是如何选择药物的？

药物是治疗方案的"载体"，小禾医生一直基于安全、有效、经济、可及性、依从性原则，兼顾治疗对小朋友成长和心理的影响，致力于为小朋友制定最合适的治疗方案。让小朋友健康、平安地长大，是我们共同的心愿。

一些细心的小朋友家长，对免疫科医生的常用药耳熟能详：免疫抑制剂、激素、非甾体抗炎药、甲氨蝶呤、环磷酰胺、来氟米特、羟氯喹等。它们针对各种风湿免疫病的共同机制——"免疫紊乱和炎症反应"发挥不同的作用。治疗时需要结合小朋友的疾病类型、病情严重程度、脏器受累情况等综合考虑，制定适合每个小朋友的个体化方案。

很多家长在日常交流中会发现，免疫科医生通常会根据首诊时的具体情况，先确定一个诱导治疗的初始方案；再根据小朋友病情的好转情况，有步骤、有计划地调整和递减治疗强度；最后，用最少的药物实现收益最大化、风险最小化的目标。

小朋友的家长常常会问"风湿免疫病需要治疗多少个疗程"或"需要治疗多久"，小禾医生统一回答：治疗强度会随着病情的缓解而逐渐递减，尽可能用低风险、低强度的药物组合长期缓解症状。"低"到什么程度因个体而异，有的小朋友需要长期用药维持，有的小朋友则可以"无限低剂量"，甚至"零用药"。

（作者：徐晓琳）

63 为什么要个体化治疗?

前面介绍过,风湿免疫病的症状多种多样,可以损害不同的系统和器官,表现为掉头发、关节痛、口眼干燥、发热、皮疹、肌肉酸痛等。相应地,治疗的方案也千差万别,没有包治百病的"神药"。

有的家长问:"医生,为什么在我的印象中提高免疫力就可以防治疾病呢?"这可能是混淆了概念。免疫力是指身体对抗感染性疾病的能力,杀死和排除致病性细菌和病毒的能力,不是指"免除疾病的能力"。如果从这个思路理解,很容易陷入"免疫力强就能包治百病"的误区。

小禾医生特别不建议擅自使用或盲目接受"好心人"推荐的所谓的"提高免疫力的药品、保健品"。因为药物治疗是个性化的。对一个小朋友而言,某款特定药物可能是有效药,另一个小朋友用,则可能产生严重后果。因此小朋友家长不能"跟风治疗"。

需要注意:

①对于免疫性疾病,即使诊断相同,治疗方式也可能千差万别;

②药物相同,治疗不同的疾病,剂量用法可能完全不同;

③疾病相同,患者不同,可能需要选用不同的药物;

④疾病相同,患者不同,即使药物相同,可能采用不同的剂量用法。

因此,家长要带患了风湿免疫病的小朋友到儿童免疫专科,小禾医生会为小朋友做系统评估后,遵循循证和规范的原则,综合平衡小朋友的疾病状态与身体发育需求,与家长和小朋友深度沟通,本着"共同决策"的理念,制定个体化的治疗方案。

(作者:徐晓琳)

64 幼年特发性关节炎的治疗原则是什么？

幼年特发性关节炎小朋友在确诊后应立即开始治疗，以控制炎症，缓解小朋友关节肿痛的症状，恢复其关节功能和劳动能力。所有小朋友均应进行规范的疾病活动度评价，并积极开展达标治疗。

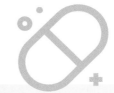

目前用于治疗幼年特发性关节炎的药物主要包括：

· 非甾体抗炎药（如布洛芬、双氯芬酸钠、塞来昔布等）

· 改善病情的抗风湿药物（如甲氨蝶呤、柳氮磺胺吡啶、来氟米特等）

· 生物制剂（如托珠单抗、重组人 Ⅱ 型肿瘤坏死因子受体抗体融合蛋白、英夫利昔单抗、阿达木单抗等）

· 小分子靶向生物制剂（如托法替布、巴瑞替尼等）

小朋友还应定期到眼科随诊，监测视力、眼压、眼底情况，定期进行裂隙灯检查以了解有无眼部并发症。

在疾病急性期，以休息为主；在疾病缓解期，可开展适度的体育运动。对于患有幼年特发性关节炎的小朋友，心理支持同样很重要，家长应有意识地帮助小朋友树立战胜疾病的信心，鼓励小朋友早期积极参与正常学习生活，健康苗壮成长。

（作者：马靖）

65 系统性红斑狼疮的治疗原则是什么？

在确诊 SLE 后，建议尽早开始规范化的治疗，因为 SLE 的活动性可增加患者的脏器损害程度和死亡风险，早诊断、早治疗可显著改善 SLE 患者预后。

SLE 患者的个体差异性很大，需要根据疾病活动性、脏器受累和生长发育等具体情况选择个体化的治疗。

SLE 在治疗中应尽早控制病情，改善临床症状，实现疾病的缓解或尽可能降低疾病活跃度，最大限度改善和降低脏器损伤，减少药物不良反应及其对小朋友生长发育的影响，降低 SLE 的病死率，提高 SLE 小朋友的生存率和生活质量。

（作者：孙菲）

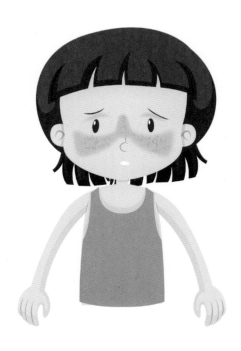

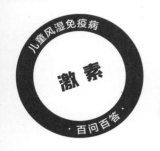
66 为什么说激素是把双刃剑？

毫不夸张地说，没有激素，就没有现代内科。它强烈的免疫抑制效能和抗炎作用，从被发现到运用到临床的几十年中，很多人都从中受益。

那么，对于我们普通人，怎么分辨出一种药是不是激素类药物呢？只需要看最后一个字是"松"或"龙"，有的人一见到药品名称中包含"素"字，都以为是激素类药物。那么，小禾医生就带你了解一下激素的组成和作用。

我们这里常提到的"激素"一般是指糖皮质激素，糖皮质激素的作用广泛而复杂，且随剂量的不同而有差异。生理剂量时，糖皮质激素只能影响物质代谢过程，只有超生理剂量的糖皮质激素才有抗炎、抗休克和免疫抑制这些特殊功效。

激素分为短效激素、中效激素和长效激素三大类。短效激素临床上主要用其作为肾上腺皮质功能不全的替代治疗，如可的松、氢化可的松等。

短效激素

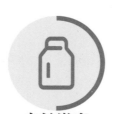
中效激素

长效激素

中效激素主要用于临床上治疗自身免疫性疾病。最常用的是泼尼松、泼尼松龙或甲泼尼龙等。如需静给药则选用甲泼尼龙。长效激素的抗炎效力强，作用时间长，但对下丘脑－垂体－肾上腺轴（HPA）的抑制较严重，不适宜于长疗程用药，只作为临时给药，如地塞米松、倍他米松等。

激素有明确的使用指征，它广泛应用于自身免疫性疾病、炎症性疾病、中毒及休克抢救等。在治疗免疫病的急危重症中，激素所起的作用更是举足轻重。在疾病初发和病情危重的时候，激素可以快速控制病情，取得明显疗效。比如，甲强龙多用于"冲击治疗"，此时，冲击治疗会促使大部分患者严重病变的终止和消退。面对危重症时，免疫科医生的前方就像有一座大山，激素就像挖掘的"隧道"或者是"桥梁"，通过修桥挖洞，帮助小朋友，渡过疾病的危险期，顺利到达另一边安全的彼岸。

正因为激素可以快速的抗炎、起到控制病情的作用，我们也将其在起病初期激素的这种过度作用也被称为"桥治疗"。这是因为，免疫抑制剂或DMARDs药物起效需要一段时间，待免疫抑制剂和DMARDs药物起效前激素可以发挥其控制病情的重要作用，待病情平稳，其他药物已经起效后就可以开始激素减量了。

药物是一把双刃剑。虽然激素类药物临床上应用较为广泛，但它具有功过参半的特点。因此，患者在用药时，应严格遵医嘱（剂量及疗程），一旦出现不良反应，应及时告知医生并采取必要的措施。

（作者：徐晓琳）

67 激素的疗效和副作用有没有办法预知，副作用有没有办法避免？

可以预知一部分。通过药物基因组或许可以提前了解到一些关键信息。临床常常发现，两个小朋友的诊断相同，一般状况相同，同一药物治疗的用法、用量相同，但疗效和副作用却相去甚远。引起这样的差别的原因之一就是药物基因组学的差别。 比如，存在 ABCB1 基因高风险变异的小朋友发生脂肪再分布异常和骨梗死的风险会高于正常小朋友。

激素的副作用是存在的，如果长期使用外源性的超过生理剂量的激素，体重增加、白内障、血压升高、动脉硬化、血糖波动、骨质疏松、情绪抑郁等副作用可能接踵而至。

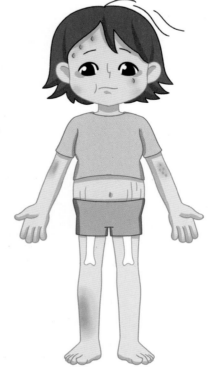

只有面对问题，才能解决问题。小禾医生会结合实际情况，选择合适的剂量和适当的疗程。如今大多数激素的副作用在医生的指导下也是可防、可治的。那么，有哪些手段可以将副作用降到最低呢？

1 因服用后会抑制免疫系统的作用，使患者更易感染，或掩盖感染症状，故长期应用时应特别注意密切观察不良反应。

2 用药期间应定期检测血压、体重、血糖、血电解质、粪潜血，并进行眼科检查。

3 如需长期使用糖皮质激素应补充钙和维生素 D，以预防骨质疏松和骨折的发生。

当然，尽快控制病情，综合治疗，尽量减少激素用量，是减轻和避免副作用的关键。

那么疗效和副作用有没有办法提前预知呢？通过药物基因组或许可以提前了解到一些关键信息。比如，目前已知的，ABCB1 基因与激素不良反应发生率相关，TT 基因型和 T 等位基因的小朋友可能需要其他治疗方案。有研究报道，FKBP5 多态性（rs4713916）在激素依赖性肾病综合征小朋友中表现出较高的频率；一项 Meta 分析显示，MIF 基因多态性（rs755622）是激素抵抗的风险因素。

（作者：徐晓琳）

扫一扫
了解更多信息

68 为什么服用激素类药物需要定期做眼科检查?

在风湿免疫病中，激素可谓是一把"双刃剑"。例如，应用糖皮质激素治疗的患者，发生白内障和青光眼的风险均增加，且风险高低与激素使用剂量相关。长期使用激素类药物进行治疗会对视力造成不良影响，因此使用激素治疗时需要定期进行眼科检查。

一般情况下，激素治疗前要检查视力、眼底、眼压，激素治疗过程中也需要定期复查上述项目，医生会根据检查结果的具体情况给您建议复查的周期。若出现眼部异常，则应在眼科专业医师指导下加用相应的眼科治疗药物；必要时，免疫科医师会与眼科医师共同商议并制定患者的治疗方案。

对于患有风湿免疫病的小朋友来说，激素在治疗原发病的同时，确实会不可避免地带来一些副作用。但小朋友及家长大可不必惊慌。专业医师会根据每位患者的具体情况，在规律治疗、随访实现控制原发病的同时，逐渐减少激素用量，将副作用减到最小。

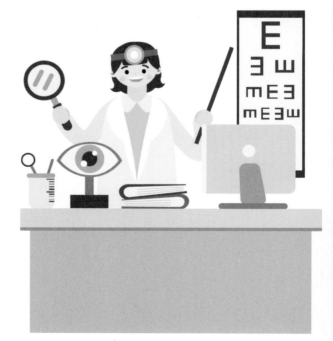

（作者：莫文秀）

69 服用激素为什么会长胖、长慢？

　　长期应用糖皮质激素类药物会使体重增加，激素使人发胖的原因主要有以下几点：

　　激素能够促进脂肪合成，使脂肪重新分布。长期服用糖皮质激素的小朋友易出现以躯干为主的向心性肥胖（四肢相对瘦小，腹部较大），也可以出现典型的激素面容，满月脸（脸越来越圆）、水牛背（背部脂肪增厚）等。

　　糖皮质激素能够引起糖代谢异常，使血糖升高，会继发性引起胰岛素水平增多。胰岛素也是一种促合成激素，能够促进蛋白质、脂肪和糖原的合成，促进体重增长。

　　糖皮质激素能够增强人的食欲，使小朋友进食增多，摄入总热量超标，也是体重增加的重要原因。

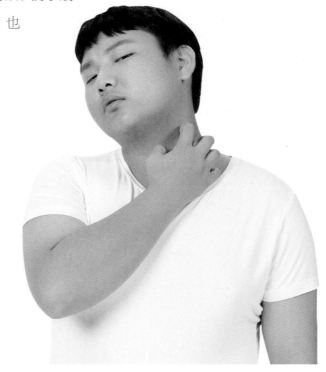

　　糖皮质激素能够引起水钠潴留，也会使体重增加。

　　肥胖也不利于长高。小禾医生知道，小朋友身高生长速度偏慢也绝对是家长最头痛的事情。这是因为，服用激素类药物会影响人体激素水平，特别是生长激素水平。其实，身高除了由遗传因素决定以外,还受到后天的生长激素水平、生活习惯、运动、营养等因素的影响。

每天,生长激素分泌有 2 个关键的时间段:晚上 10 点到次日凌晨 1 点,早上 6 点前后。如果在这两个时间段进入深睡眠状态,生长激素的分泌量可以高达白天的 5~7 倍。如果熬夜的话,分泌量会大大降低。所以,小朋友在生长发育期一定要规律作息、保证充足的睡眠。

适当增加运动量有助于长高,但是尽量避免在户外紫外线强的时间段运动。紫外线能促进维生素 D 的前体转变为活性维生素 D,但是患有红斑狼疮的小朋友不宜晒太阳,可以口服补充钙剂和维生素 D 剂替代。

（作者：李凤婷、王蕊、徐晓琳）

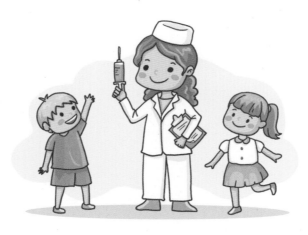

70 吃激素竟然能长出妊娠纹？

糖皮质激素能将皮肤中的弹力纤维蛋白质分解成糖类，使之变性、断裂，还能抑制成纤维细胞增生。

患者长期使用糖皮质激素，可导致脂肪组织重新分配，皮下脂肪大量堆积在腹壁、大腿及臀部等部位，引起这些部位的皮肤过度伸展，导致皮肤弹性纤维断裂，从而出现酷似妊娠纹样的条纹。

（作者：李凤婷、王蕊）

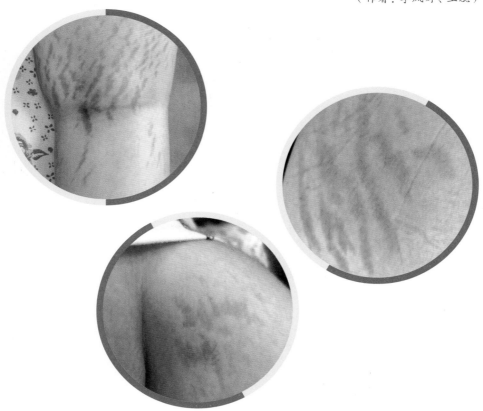

71 小朋友服用激素类药物，一直饿怎么办？

这是服用糖皮质激素的副作用，它能促进胃酸和胃蛋白酶的分泌，增加食欲，促进消化，提高人体代谢速度。不过，小朋友及家长不用担心，随着病情恢复，激素用量逐渐减少，这个副作用会逐步消失。当小朋友饥饿感明显的时候，可以吃一些低热量、饱腹感强的食物，如红薯、芹菜、鸡胸肉、苹果等。

（作者：李凤婷、王蕊）

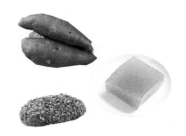

低热量主食

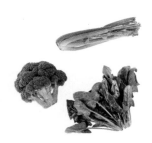

低热量蔬菜

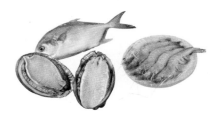

低热量鱼、虾、蟹、贝类食物

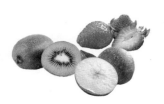

低热量水果

72 长期、规律使用免疫抑制剂有那么重要吗？

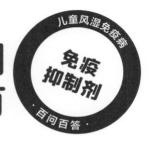

免疫抑制剂对于家长来说是熟悉的老伙伴了，一些小朋友在进行激素治疗时，需要同时服用免疫抑制剂，那么它究竟在治疗中扮演什么角色呢？

对于自身免疫性疾病，可能出现相关抗体阳性、伴有抗体高滴度的情况。这样的免疫系统会将机体正常组织当作攻击对象，造成器官损伤，此时就需要"灭火器"——免疫抑制剂，把强度过高的免疫功能降低至正常水平。

虽然免疫抑制剂不良反应多，但是它们疗效确切，且有多年的临床应用经验，在经验丰富的医师指导下使用，仍是非常安全的。

作为家长需要做的是积极和医生沟通，长期、坚持遵医嘱使用并定时复查，能够及时将服药后的症状告知医生，这样就可以在有效控制疾病的同时降低不良反应出现的概率。

（作者：徐晓琳）

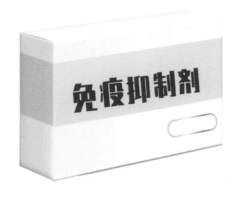

73 免疫抑制剂会不会对人体造成伤害？

正常情况下，身体的免疫功能会维持在平衡状态。免疫力不是越强越好，过强会造成机体损伤，免疫力太弱则会导致人体容易受到外界有害物质的侵害。

临床常用的免疫抑制剂种类繁多，虽然每一种免疫抑制剂作用机制都不一样，但它们的共同特点都是抑制免疫系统的功能，在治疗风湿免疫病的同时，也会带来一些副作用，如胃肠道反应、肝肾功的损害、引起感染等，都会对身体带来一定程度的伤害，但是一般是在可控、可逆范围内的。

小禾医生作为免疫专科医生，熟悉每一种免疫抑制药物的特性，会根据不同疾病的发病机制、小朋友的疾病状况、脏器功能等选择可以更大效应发挥作用、副作用又在可控范围内的免疫抑制剂。随着免疫学科的发展，对于疾病和药物研究的深入，医生们对于免疫抑制剂的认知与把控会越来越娴熟。

家长千万不要因为畏惧免疫抑制剂的副作用而放弃治疗。在专科医生的指导下，一定能够安全、有效地把风湿免疫病治好。

（作者：徐晓琳）

74 环磷酰胺的作用强，是不是副作用也大？

最早，环磷酰胺是用于治疗肿瘤的，这是因为它具有细胞毒作用，也就是说可以消灭肿瘤细胞。但随着对环磷酰胺的不断深入研究，人们发现它其实是一种药效很强的免疫抑制剂，能够抑制免疫系统的过度活化，减少机体产生的细胞因子和抗体对身体的器官造成破坏。

环磷酰胺可以用于多种顽固难治的风湿免疫病，部分患儿应用环磷酰胺进行治疗可能会收到不错的效果；还有的患儿由于病程长，日常治疗不规律，病情进展快，累及肾脏、心脏、肺脏等重要脏器，治疗难度大，这个时候，环磷酰胺也可以对这些危重情况有一定的疗效。

正是因为环磷酰胺免疫抑制作用强大，所以其副作用也不容小觑。例如，常见的副作用包括骨髓抑制、易感染、恶心、呕吐和对生殖系统产生毒性等。使用时，小禾医生会根据小朋友的具体情况选择合适的剂量，慎用长期、大剂量的治疗方案，并会定期复查血常规、尿常规、肝肾功能，最大限度发挥该药的治疗效果，避免毒副作用。

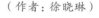

（作者：徐晓琳）

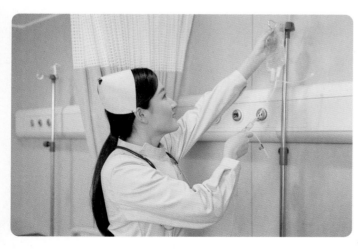

75 甲氨蝶呤是什么药？

在风湿免疫病的治疗过程中，甲氨蝶呤的使用剂量很小，甚至达不到抗肿瘤药物剂量的 1/10。在应用剂量很小的情况下，多数小朋友都不会感到不适。

甲氨蝶呤分为片剂和针剂。一般情况下，口服片剂就可以，一个星期服用一次，使用起来十分方便；若患者在服药后出现胃肠道不适的情况，可以改为使用针剂，以减少胃肠道反应。因为甲氨蝶呤会抑制身体内叶酸的合成，所以在服用甲氨蝶呤期间要补充一些叶酸，一般在每次使用甲氨蝶呤的第二天服用叶酸，这样可以减少甲氨蝶呤的副作用。

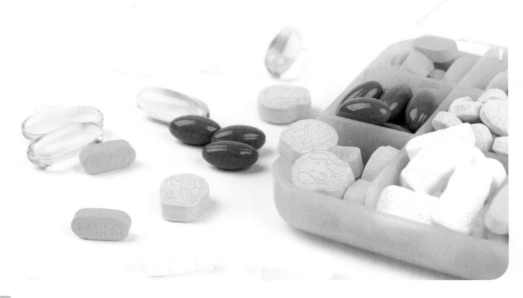

服用甲氨蝶呤期间，最常出现的副作用是恶心、腹痛，但一般症状较轻，不影响继续使用；若症状明显，可以减量使用，或者改用针剂，以减少胃肠道刺激。

另外，服用甲氨蝶呤期间，需要定期抽血复查血常规、肝肾功能。因为有些小朋友服药后并不会出现特殊不适，但此时血液指标已经出现问题了，医生通过检查可以及早发现问题。一般情况下，经过调整用量或调整用药，异常指标可以恢复正常，从而继续使用甲氨蝶呤。

服用甲氨蝶呤还会出现一些常见的副作用，比如脱发、口腔发炎等，一般症状较轻，不影响继续使用。

甲氨蝶呤安全、有效、价格低廉、使用方便，在风湿免疫病治疗方面的应用已经非常成熟。它可以用于儿童关节炎、系统性红斑狼疮、皮肌炎等多种风湿免疫病的治疗，已成为治疗风湿免疫病的首选基础用药。

用药时，一定要遵照专科医师的建议，不可自作主张增减药量。

（作者：徐晓琳）

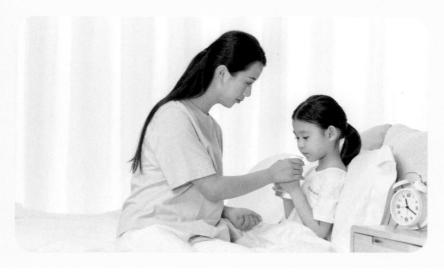

76 什么是生物制剂和小分子靶向药？

生物制剂也称生物反应调节剂，是通过基因工程技术获得的具有治疗作用的蛋白质，可抑制免疫系统中引起或加重炎症的细胞因子或细胞，比如肿瘤坏死因子、白介素 -1、T 淋巴细胞和 B 淋巴细胞的表面分子等，从而调节免疫紊乱并减轻炎症。

走近生物制剂

生物制剂，通过以下机制，达到"精准打击"的作用：

- 干扰细胞因子的功能，阻断下游信号传导

- 抑制 T 淋巴细胞活化所需的"第二信号"传导

- 清除 B 淋巴细胞

家长们耳熟能详的一类叫作 TNF-a 阻断剂的生物制剂，它具体包括哪些制剂呢？

- 依那西普：可溶性 TNF-α 受体融合蛋白

- 英夫利西单抗：嵌合性（鼠/人类）抗 TNF-α 抗体

- 阿达木单抗：完全人源化抗 TNF-α 单克隆抗体

- 戈利木单抗：完全人源化抗 TNF-α 单克隆抗体

这些药物虽然制备工艺、作用有一些差异，但药理作用相同，即它们都是针对身体内一种叫作肿瘤坏死因子（TNF）的物质，进行精准打击。

除了抗肿瘤坏死因子类的生物制剂外，还有一些生物制剂，如抗白介素 -6（IL-6）的药物，抗 CD20 的生物制剂等，也被应用于风湿免疫病的治疗。托珠单抗，是一种针对 IL-6 受体的人源化单克隆抗体。IL-6 是白介素大家族中的一员。白介素（IL）是一类细胞因子，广泛参与人体生理过程。抗 IL-6 药物进入人体后，就可以抢先结合人体的膜结合型和可溶性人 IL-6 受体，从而阻止细胞因子 - 受体复合物发挥作用，达到干扰该细胞因子功能的作用。该药可用于治疗幼年特发性关节炎、多发性大动脉炎、幼年皮肌炎和细胞因子释放综合征等多种疾病。

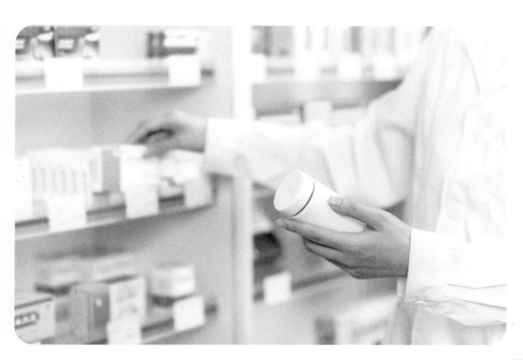

利妥昔单抗，可针对性地消耗 CD20 阳性的 B 淋巴细胞，诱导抗体和补体介导的细胞毒作用，导致细胞凋亡。基于以上综合效应，它对自身免疫性疾病表现出治疗作用，可用于治疗一些风湿免疫病和淋巴细胞增生性疾病。

贝利尤单抗是一种全人源性的抗 B 淋巴细胞刺激因子（简称为 BlyS 或 BAFF）单抗。既往研究观察到，部分 SLE 患者可见 BlyS 水平升高。既然 Blys 通过与 B 细胞表面表达的受体结合，促进记忆性 B 淋巴细胞和产生自身抗体的浆母细胞的分化，从而导致抗体的生成，那么贝利尤单抗"缠住"可溶性 BLyS，就会导致后者没有机会结合和刺激 B 细胞。该药可用于治疗系统性红斑狼疮，目前正研究该药对其他疾病的治疗作用，如干燥综合征。

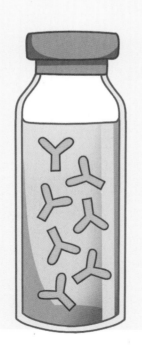

阿巴西普，作用于 T 淋巴细胞共刺激信号，是由 CTLA-4（细胞毒性 T 淋巴细胞相关蛋白 4）细胞外结构域与免疫球蛋白 IgGl 的 Fc 区组成的融合蛋白，它能与抗原呈递细胞表面的 CD80 和 CD86 结合，从而抑制 T 淋巴细胞激活，减轻其激活以后引起的一系列免疫反应。该药可用于治疗幼年特发性关节炎和银屑病关节炎。还有一些品种的生物制剂和生物仿制药，小禾医生就不逐一展开介绍了。

什么是小分子靶向药?

小分子靶向药是指分子质量 >1000 Da 并可特异性阻断某一信号传导通路从而起到治疗作用的化学合成药物。在风湿免疫病的治疗中,应用最多的小分子靶向药是 JAK 抑制剂。尽管 JAK 抑制剂在治疗成人 RA、强直性脊柱炎、溃疡性结肠炎等风湿性疾病时具有明确适应证,也有治疗皮肌炎、血管炎等相关风湿性疾病的报道,且托法替尼治疗幼年特发性关节炎 III 期临床试验已经完成,但 JAK 抑制剂的儿童风湿免疫病适应证有待更多临床研究证据支持。

目前,在国内上市的 JAK 抑制剂有托法替尼、巴瑞替尼和芦可替尼,均为口服片剂,且说明书都未列入儿童剂量。对于患自身炎症性疾病患者而言,可根据病情从小剂量开始使用 JAK 抑制剂,并逐渐增加至可耐受的最大剂量。此外,JAK 抑制剂既可以单药应用也可以与其他传统合成改善病情的抗风湿药物(DMARDs)联合使用。

（作者：徐晓琳）

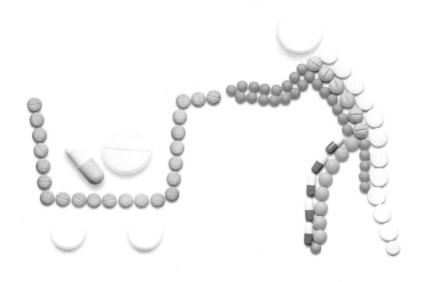

77 使用生物制剂需要注意什么？

生物制剂的出现是一个革命性的进步，实现了精准治疗，联合使用生物制剂使得很多风湿免疫病治疗中激素减量更顺利，实现零激素也不再是神话。但是很多家长会有这样的疑问：使用生物制剂治疗几个月，是不是就可以在症状得到缓解后停药？小禾医生还见到很多经济条件并不宽裕的家长，听信了类似误传，勒紧裤腰带，"砸锅卖铁"地筹钱去应用这些新药，症状刚刚缓解了几个月后，就仓促停药，导致病情反复。

小禾医生想说，新的临床药物不等于对每个小朋友都是最合适的。作为家长，应用生物制剂前你需要了解以下几点。

1 疗效无法完全准确预测。大多数患病的小朋友使用生物制剂后，可能会获得比较好的近期疗效，如关节炎症状得到控制，但对于另一些小朋友而言，疗效可能达不到预期效果。

2 需要坚持用药。生物制剂并非用一两次就可以停药了，而是需要坚持使用一段时间才能阻止病情的进展，起到预期效果。

3 在使用生物制剂的时候，大多数时候需要搭配一些其他的药物才能达到长期控制疾病的效果。但生物制剂的应用可减少其他药物的应用，尤其是一些副作用比较大的药物。

4 不是没有副作用。一些生物制剂可能会增加感染的风险，比如结核感染、乙型肝炎病毒感染的风险，同时也存在使潜在的结核病感染或已被控制的结核病重新活动的风险，因此在使用这些生物制剂之前，要检查小朋友是否存在结核感染和乙肝病毒感染。如果以前得过结核或乙肝，需要在医生指导下谨慎用药；当然，在治疗过程中，也需要定期监测小朋友有没有结核活动。

5 需综合评估经济成本。尽管目前的生物制剂价格更为亲民，但仍有部分生物制剂相对传统药物价格更高，因此要考虑家庭的经济承受能力。

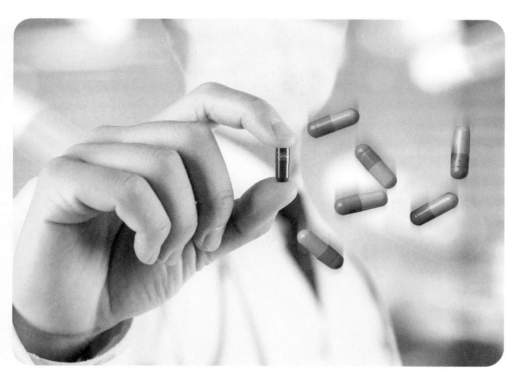

总之，作为家长，需要了解新型药物的特点及优势，但也应该清楚，最新的药物不代表最佳的疗效，最贵的药物不代表疗效最好，治疗最重要的是恰当用药。

治疗过程中，不可擅自使用生物制剂类药物，不规范、不规律地使用生物制剂可能会导致疗效丧失并使治疗成本增加。

值得注意的是，单克隆抗体作为一种外源性物质，也存在诱导抗药物抗体产生以及诱发过敏反应的可能。当然，随着生物制剂工艺的优化，这些问题的发生概率在逐步降低。

生物制剂的使用一定要在医生的监护下进行，尤其是首次应用生物制剂时，为了预防潜在过敏等风险，应在医院内使用。擅自使用将会使小朋友陷入巨大的风险之中。医生会根据小朋友的病情，结合药物的作用机制、副作用、价格等因素综合考虑，选择最合适的治疗方案。

（作者：徐晓琳）

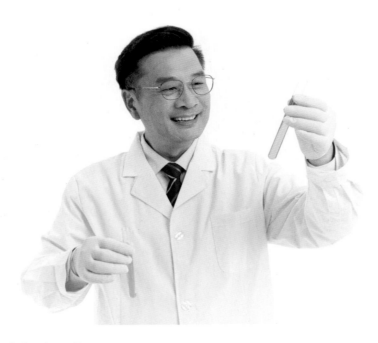

78 结核菌素皮肤试验（TST）阳性能使用生物制剂吗？

结核菌素皮肤试验（TST）的具体操作方法为：在前臂掌侧 1/3 处皮内注射 5IU 结核菌素纯蛋白衍生物（PPD），以注射后出现圆形橘皮样小皮丘为宜。48~72 小时后，便可根据注射部位的皮肤平均硬结直径来判断受检者是否存在结核杆菌感染：

阴性	硬结平均直径 <5mm 或无反应
阳性	5mm ≤ 硬结平均直径 < 10mm
中度阳性	10mm ≤ 硬结平均直径 ≤19mm
强阳性	硬结平均直径 > 20mm
极强阳性	除硬结反应外还可见水泡、破溃、淋巴管炎、双圈反应等

TST 阴性仅表示存在结核杆菌感染，并不代表患病或反映病变活动性，结核菌素阳性反应的大小、强弱，一般并不表示结核感染是否痊愈、活动或正在发展等情况。TST 只有与受检者年龄、卡介苗接种史和结核病接触史配合，才可帮助推测病变活动性。TST 最大的缺点是特异性较差，除了结核杆菌，非结核杆菌感染以及卡介苗接种后也可出现 TST 阳性。故目前除了 TST 外，还可以借助 γ 干扰素释放试验（IGRAs）和肺部影像学检查，辅助分辨不同的结核杆菌感染类型。

结核潜伏感染

机体感染了结核分枝杆菌，但结核杆菌在体内处于滞留状态，感染者无结核病中毒症状，亦未在体内发现明确的结核病灶，但是 TST 和（或）IGRAs 呈阳性。

结核感染状态

有结核病中毒症状，如午后低热、盗汗、乏力、食欲不振，TST 和（或）IGRAs 呈阳性，但以目前检查手段未找到具体结核病灶。

活动性结核病

具有下列情况者，考虑存在结核病活动，须进行标准抗结核治疗：

①痰菌阳性肺结核。

②痰菌阴性肺结核，但是肺内病变呈现渗出、干酪、空洞性病变，或近期肺内出现新的结核播散病灶。

③活动性肺外结核病。

陈旧性结核病

结核病变稳定，影像学表现以增殖、纤维索条、钙化为主，无结核病中毒症状。

风湿免疫病患者由于免疫紊乱，结核潜伏感染率明显高于普通人群，为普通人群的 2~16 倍。使用免疫抑制剂（尤其是 TNF-α 抑制剂）后，进一步增加了这些患者感染结核杆菌的风险。具体原因可能为 TNF-α 能促进巨噬细胞的吞噬杀灭结核杆菌能力，促进肉芽肿形成，防治结核扩散；当 TNF-α 被阻断后，这种保护作用减少或消失。所以当小朋友应用 TNF-α 抑制剂后，结核感染的风险会大大增加。

患风湿免疫病的小朋友在准备使用 TNF-α 抑制剂之前，均应进行结核杆菌感染的筛查。如小朋友为结核潜伏感染、陈旧性结核病，可予预防性抗结核治疗，1 月后在继续抗结核治疗的同时，可开始 TNF-α 抑制剂治疗；对于活动性结核病以及结核杆菌感染（状态）小朋友，不推荐使用 TNF-α 抑制剂，并积极前往专科医院就诊。在应用 TNF-α 抑制剂期间，应定期进行结核杆菌感染的相关检测，如出现结核杆菌感染的相关表现，需及时就诊。

（作者：马靖）

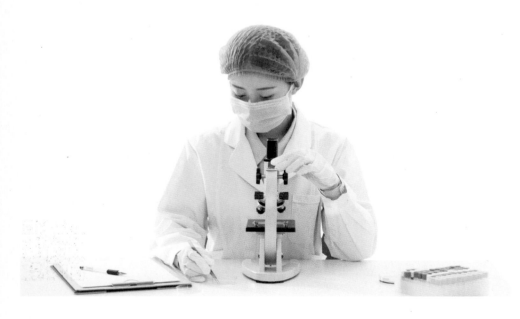

79 JAK 抑制剂是治疗什么风湿免疫病的？

JAK 是一种非受体酪氨酸激酶，主要包括 4 个家族成员：JAK1、JAK2、JAK3、TYK2。不同细胞因子通过不同的 JAK-STAT 通路介导不同的病理生理过程。JAK-STAT 信号通路在介导免疫反应（尤其是 T 淋巴细胞分化）、炎症反应、血细胞生成和生长发育等重要生理、病理过程中具有重要的作用。通过抑制 JAK 可以阻断一系列细胞因子的作用。这一广泛的抑制作用为对生物制剂治疗效果不佳或不耐受的自身免疫性疾病患者带来了福音。

JAK 抑制剂（JAKi）是作用在细胞内的口服小分子靶向药物，能在给药期间可逆性地抑制 JAK 活性。第一代 JAKi 可阻断多个 JAK，而第二代 JAKi 对 JAK 的选择性更高，因此虽然可以抑制的细胞因子谱变窄，但治疗的靶向性更强，不良反应也相对更少。第一代即非选择性 JAKi 主要包括芦可替尼、巴瑞替尼、托法替布；而目前上市的第二代即选择性 JAKi，主要是乌帕替尼（抑制 JAK1），尚有一些其他第二代药物还在临床试验中。

目前 JAKi 已逐渐被应用于一些由免疫紊乱导致的疾病，如类风湿关节炎、炎性肠病、系统性红斑狼疮、皮肌炎、斑秃和自身炎症性疾病等，并取得了一定的治疗效果，但其作为一线治疗药物的效果以及长期服用的安全性仍需继续探究。

（作者：马靖）

扫一扫
了解更多信息

80 使用沙利度胺安全吗？

合理规范使用是安全的。有的家长可能注意到，在给小朋友使用的种类繁多的免疫药物中，有一种叫作"沙利度胺（THD）"的药物。他们会时不时"委婉"地提出来：这不是"禁用药"吗？的确，沙利度胺因为一次严重的胎儿致畸事件，即"反应停事件"，曾一度被废用。

但是，随着对其药理机制研究的深入，陆续有人发现，它可以用于治疗麻风病、一些癌症和一些罕见的血管疾病，甚至对艾滋病都有一定的疗效，非常神奇。如今，越来越多的皮肤病、风湿免疫病、肿瘤患者正接受沙利度胺的治疗。

大多数小朋友对沙利度胺的耐受性良好。但是，小禾医生在利用沙利度胺治疗疾病的过程中，也会遇到一些挑战。

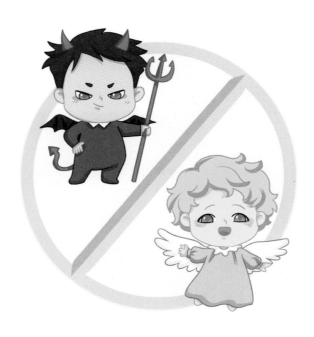

首先，对小朋友应用沙利度胺属于超说明书用药范畴。药品说明书并不代表医疗水平的前沿，很多药品上市时缺乏儿童相关用药资料，而医学的实践发展过程中会不断对药物提出新的需求，类似沙利度胺等药品的新用途亦是儿科医师在长期临床实践中，根据药理作用扩大药品适应证后发现的，具有积极意义。但是，对于小禾医生来说，超说明书范围用药也意味着可能要承担更多药物不良反应、家长对药物疗效的质疑和医疗纠纷的风险。

其次，小禾医生深知药物可能引起的不良反应并保持敬畏，哪怕发生率极低，这样才能尽量减少不良事件的发生。而沙利度胺最大的危害就是已被人们熟知的孕期"致畸"作用。要清楚的一点是，成人用药安全并不等于儿童用药安全。当前研究认为，沙利度胺与胎儿期的一种促进转录因子的降解有关，可干扰肢体发育，致畸窗口期仅在卵子受精后的第20~36天。

小禾医生会严格掌握好临床适应证，也会在小朋友及家属知情并同意后才考虑应用本药。同时，用药期间会密切监测任何可能出现的不良反应，如与剂量有关的疲倦感、口干、便秘、直立性低血压、周围神经病变等，如果出现药物不良反应，及时调整药物剂量或者停用。

任何药物都有不良反应，要解决临床难题，就要面对利弊选择。医生的职责之一，就是权衡利弊，找到最佳治疗方案。

（作者：徐晓琳）

扫一扫
了解更多信息

81 为何不能乱用"提高免疫力"的药物呢?

有的家长会问:"免疫力低一定需要吃增强抵抗力的药吗?""我家小朋友长期吃'免疫抑制剂'类药物,如果经常感冒,需要吃增强抵抗力的药吗?"

答案:不一定。

人体的免疫系统时刻准备着应对可能入侵的细菌或病毒等微生物,让免疫系统获得足够的营养和休息是治疗的基础。

家长可以带小朋友到医院做一下免疫功能的基本检查,以此清楚地了解小朋友的免疫功能情况,并根据评估结果给予相应的处理。

临床上有时会用到"增强免疫力"的药物如丙种球蛋白,使用前要确认适应证。病因明确的病症,需要在专业医生的指导和监护下,根据病情不同,确定药物是否需要使用、用多少以及用多久。

因此,小朋友是否需要吃"提高免疫力"的药,建议首先明确病因,根据病因决定是否需要"提高免疫力",可以到免疫专科医生门诊就诊和咨询。

（作者：徐晓琳）

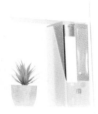
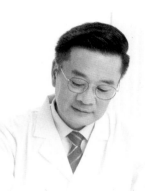

82 如何改善和管理疲惫和不适感？

很多原因可以引起疲惫和不适，包括疾病、精神状态不佳、关节和肌肉疼痛、睡眠质量欠佳、贫血以及缺乏体育锻炼等。疲惫和不适感的持续时间和程度因人而异，可能由一种因素引起，也可能由多种因素引起。

要学会分析疲劳的原因，记录每次感到疲惫或不适时身体的状态。如果是因疾病因素导致的，应向医生寻求专业的帮助，医生可以帮助患者判断原发疾病病情是否被有效控制，从而确定治疗方案是否需要调整。同时还需要考虑其他因素，例如是否存在饮食不当或睡眠不足，是否因缺少运动而导致乏力，是否有心理压力等。

日常生活中，要劳逸结合，尤其是处于亚健康状态时，更需要预留充足的时间休息。保证充足的睡眠是恢复精力的有效方法。

风湿免疫病是慢性疾病，通常需要长期进行慢病管理，因此父母对小朋友的支持尤为重要，适当舒缓小朋友的紧张情绪有助于改善其疲劳和不适感。

（作者：孙佳鹏）

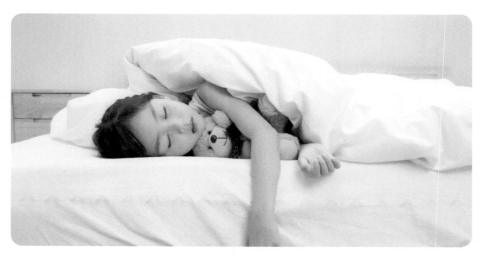

83 为什么需要定期复查?

小禾医生常听小朋友家长说:"我看小朋友用药后挺好的。"于是便不再复诊,甚至觉得小朋友症状好转后,就自行减药了。其实,这是非常不可取的。

风湿免疫病大多是慢性病,治疗分为两部分:首先,在治疗初期让病情尽快稳定下来,也就是家长们看到的症状改善、指标好转;接下来,进行维持缓解的治疗,这个阶段对于减少疾病复发和活动非常重要,不同的疾病所需疗程不同,减药速度也不尽相同。所以,当症状得到明显改善时不可以立即停止或减轻治疗,即使把病情控制住后,仍要定期复诊,维持稳定治疗。

另一方面,患者病情需要结合临床表现和化验检查综合分析、评估,万万不可觉得没有什么不舒服的就不规律随诊。坚持定期复诊有利于早期察觉疾病是否有活动迹象,及时遏制疾病进展。

(作者:朴玉蓉)

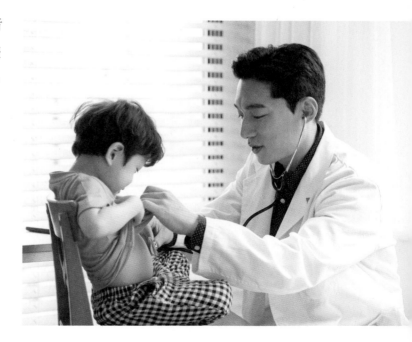

84 儿童骨质疏松能恢复吗？

儿童骨质疏松症分为原发性儿童骨质疏松症和继发性儿童骨质疏松症两种，其病因与成人大不相同。儿童原发性骨质疏松症主要与基因相关（如成骨发育不全），儿童继发性骨质疏松症多由于全身性慢性疾病长期活动和/或治疗药物有关。长期卧床、户外活动减少、营养摄入不足也可导致儿童骨质疏松症的发生。其中，糖皮质激素相关的骨质疏松症是儿童继发性骨质疏松症最常见类型，也是儿童风湿免疫病最常见的并发症。

对于儿童风湿免疫病应早诊断、早治疗、早控制，严格把握激素应用指征，根据疾病活动性选择能够控制疾病的激素最小剂量及最短疗程，同时给予补钙治疗并对骨质情况进行定期监测，在病情平稳后尽快减停激素，同时患者应适度增加户外活动，注意营养补充，以预防或者治疗骨质疏松。

小朋友出现骨质疏松不要害怕，只要积极治疗、去除诱因、改善生活方式，骨质疏松是可以恢复的。

（作者：李妍）

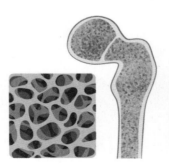

正常骨骼

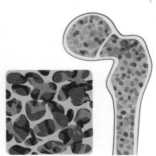

骨质疏松

85 这几天感冒了，复查抽血会受影响吗？

在感冒或者患有其他感染性疾病的情况下，有一些化验指标是会被影响的，比如血常规、CRP、血沉等。所以，当小朋友患了感冒等急性感染性疾病时，如果不是特别紧急，可以稍晚几天再进行抽血检查；但如果感染症状难以控制甚至加重，或者怀疑诱发了原发病活动，则需及时抽血化验，并到免疫科就诊。

（作者：韩彤昕）

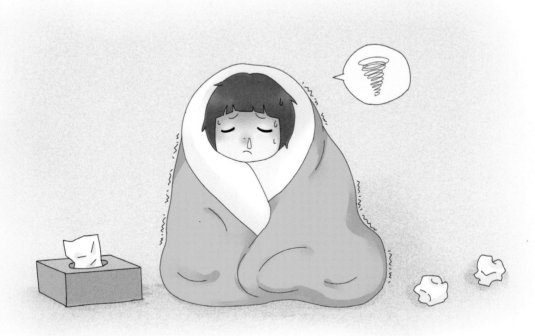

86 睡眠不足会影响病情吗?

睡眠不足或者过度疲劳有可能引起病情波动。

人体要保持最佳的身体健康状态、精神健康状态、免疫功能和认知功能,必须有充足的睡眠。儿童每天的推荐睡眠时长如下:0~3 个月大的宝宝每天应睡 14~17 小时;4~11 个月大的幼儿每天应睡 12~15 小时;1~2 岁大的幼儿每天应睡 11~14 小时;3~5 岁的儿童每天应睡 10~13 小时;6 岁以上的儿童每天应睡 8~10 小时。

建议养成良好的睡眠习惯,按时就寝,即使在周末,也要坚持固定时间睡觉和起床。规律作息使人更容易入睡和及时起床。睡眠时,应保持寝室的安静与舒适、空气清新,避免光照。

睡前半小时到一小时尽量不要进行剧烈运动或会引起过度兴奋的活动。

如果睡眠不足乃至出现睡眠障碍,会改变机体免疫系统平衡,包括让外周血中免疫细胞数量和细胞因子水平发生变化,导致免疫功能紊乱等,可能会引起病情不稳定。

(作者:韩彤昕)

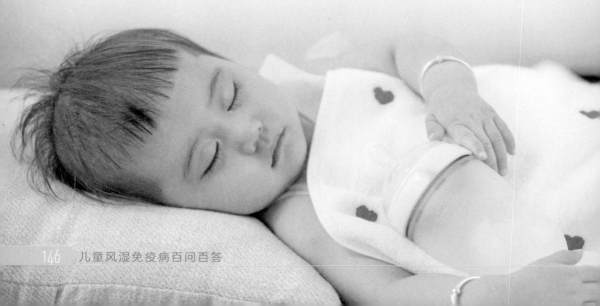

87 得了风湿免疫病，可以吃鱼、虾吗？

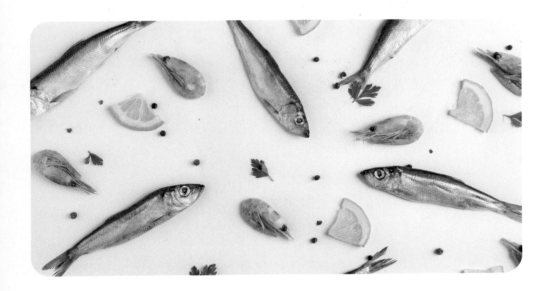

鱼虾并不是需要忌口的食物。

事实上，鱼、虾等水产品含有丰富的 ω-3 不饱和脂肪酸（包括二十碳五烯酸和二十二碳六烯酸等），有利于减轻炎症，降低甘油三酯等不健康血脂的水平。当然，这里的炎症并不是指让我们"发热的炎症"，而是"体内微环境的炎症状态"。所以，鱼、虾并不是风湿免疫病小朋友的忌口食物。需要注意的是，疾病本身的控制需要以药物治疗为核心，饮食只是慢病管理的一个构成部分，健康的饮食会起到"锦上添花"的作用，不健康的饮食则会"火上浇油"。

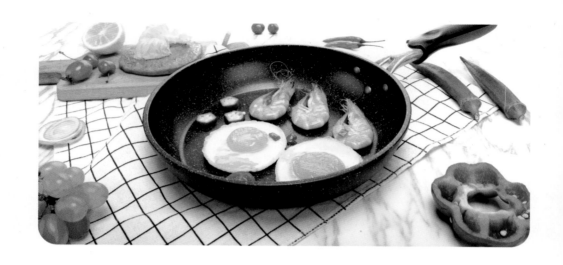

鱼、虾类食物是不是多多益善

有句成语叫"过犹不及"，凡事需要讲究一个"度"，饮食也是如此。尽管鱼、虾中含有的营养物质有助于抗炎，但由于鱼、虾含有大量的嘌呤，因此长期大量进食可能会导致高尿酸血症，乃至进一步发展为痛风，所以需要控制摄入量，必要时可以与营养医师共同制定属于自己的营养食谱。

什么情况下不能吃鱼、虾？

对鱼、虾有过敏史的小朋友应慎吃鱼、虾；对于有高尿酸血症的小朋友来说，因为鱼、虾富含嘌呤，可能会进一步提高血尿酸水平，所以也不要吃太多。

如果由于保存不当导致鱼不新鲜甚至腐败，鱼肉中会产生大量的组胺，食用后会出现类似于急性过敏的反应，所以一定要注意饮食卫生，避免进食任何有腐败迹象的鱼类或虾类。

（作者：孙佳鹏）

88 怎么做能帮助小朋友长高呢？

　　身高主要由遗传因素决定，此外，饮食、运动、作息对它都有一定的影响。

　　饮食营养均衡可在一定程度上促进身高增长，平时可适当摄入优质蛋白质（如肉、蛋、奶）以及富含多种维生素、微量元素及膳食纤维的食物（如新鲜蔬果）。

　　维生素 D 能促进钙的吸收，帮助骨骼生长。在饮食营养均衡的基础上，鼓励小朋友多参加户外体育运动。正常情况下，维生素 D 是以无活性骨化醇的形式存在于机体表面，必须经过紫外线照射才能转变为活性维生素 D。因此，每天应适度晒太阳。

　　此外，要保持充足的睡眠，生长激素在熟睡状态下会达到分泌峰值，所以日常应养成早睡的好习惯，避免熬夜。

（作者：马靖）

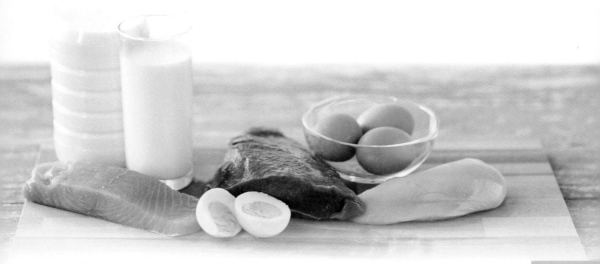

89 患有关节炎要避免运动吗？

不需要避免运动。作为一个特定群体，相比于健康的同龄人，关节炎小朋友的活动量明显更少。PACAWG（运动和体力活动会议关节炎工作组）发布于 2013 年的指南中明确提出，患有 JIA 的儿童应进行适度健身和强化运动。实际上，运动可以减少蛋白多糖的损失和软骨损伤，优化骨密度，从而产生积极的生物学效应。换言之，它不仅能带来一定的心理社会益处，更有可能改善疾病的预后。

具体建议如下。

1 鼓励在可耐受条件下进行体力活动，中度至重度损伤或关节活动性炎症患者应将活动限制在疼痛范围内；

2 在疾病急性发作控制后，应逐渐恢复完全活动；

3 鼓励水上运动，其对关节的压力较小；

4 可进行部分陆上负重运动，有助于促进骨骼健康；

5 在疾病相对稳定的情况下，制定锻炼计划（至少 6 周），有助于改善肌肉力量和功能，减少疾病活动，减少疼痛和药物使用量。

（作者：莫文秀）

90 患关节肌肉疾病的小朋友如何做好家庭护理?

确诊存在关节肌肉受累的风湿免疫病后，小朋友务必要遵医嘱规律服用药物，定期前往专科门诊复查并调整治疗，不可擅自减停药物。饮食应营养均衡，增加优质蛋白质、维生素的摄入，保证充足的休息。注意开窗通风，避免去人员密集处，勤洗手，避免感染。此外家长应多给予小朋友鼓励，助其克服自卑心理，缓解小朋友的焦虑心情，使其树立战胜疾病的信心。

对于患有关节炎的小朋友，可以在家中进行理疗。如果存在关节挛缩的情况，家长可在家中为其进行适度按摩，以帮助小朋友缓解肌肉紧张，使其关节逐渐恢复功能位。在症状得到控制的情况下，避免小朋友长期卧床，尽量鼓励其参加户外活动，循序渐进地做一些低强度、可以耐受的运动，这有利于关节功能的恢复。如果是患有脊柱关节炎的小朋友，建议睡硬床垫，避免睡高枕。

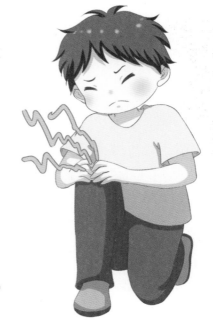

如果是存在肌炎的小朋友，急性期肌力差，应注意休息，避免摔伤。存在吞咽困难及饮水呛咳的小朋友，可以给予稠厚流食，必要时鼻饲，防止误吸。此外，关节或肌肉急性期可以适度采取肌肉按摩、被动运动，防止肌肉萎缩。病情平稳后，应尽早进行肌肉锻炼，恢复肌肉功能。

（作者：李妍）

91 病情平稳的时候可以做运动吗？饮食起居需要注意什么？

病情平稳期是指小朋友没有本身疾病相关症状，定期复诊时指标也正常的状态。在病情平稳期，小朋友可以根据兴趣选择做运动。

饮食方面，总的原则是健康、均衡饮食，如果有特殊用药（如激素），可以根据用药注意事项安排日常饮食。日常生活中，家长和小朋友均应共同保持积极的心态，小朋友要保证睡眠充足，按时服药，按时复诊。

（作者：朴玉蓉）

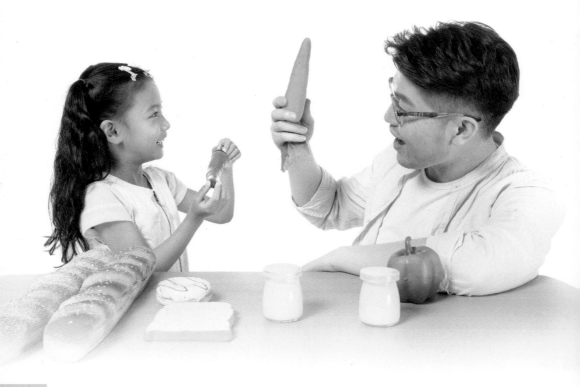

92 患红斑狼疮的小朋友为什么不能晒太阳？

紫外线被认为是诱发红斑狼疮的重要环境因素之一，可导致红斑狼疮病情加重，称之为红斑狼疮的光敏性，60%~80% 的红斑狼疮患者伴有光敏性皮肤病变。

紫外线照射可引发细胞损伤，诱导细胞凋亡、活性氧释放，导致自身抗原暴露，促进免疫复合物沉积和各种炎症细胞因子释放。此外，紫外线照射还可能引起全身红斑狼疮症状的恶化或疾病复发。

所以，红斑狼疮小朋友应尽量减少日晒，以免加重病情或使疾病复发。若必须到室外活动，则应备好遮阳物品，如防紫外线伞、遮阳帽，穿长袖衣、长裤等，禁止日光浴，也可通过涂防晒霜等多种措施来防止紫外线伤害。

（作者：孙菲）

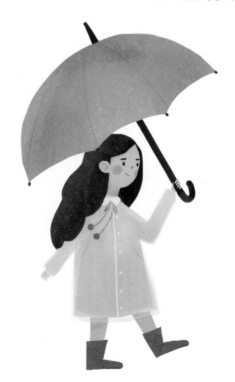

93 原发性免疫缺陷病会遗传吗？患病小朋友的妈妈还能生出健康宝宝吗？

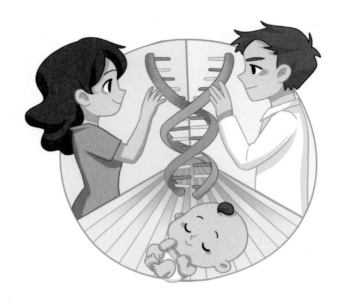

由于原发性免疫缺陷病（PID）是基因病，因此会遗传。PID的遗传方式有常染色体隐性遗传、常染色体显性遗传、X连锁遗传等。

常染色体隐性遗传病的致病基因在常染色体上，只有出现纯合子时才会患病，即同源染色体上的等位基因均有突变。等位基因是指位于一对同源染色体相同位置上的控制同一性状不同形态的基因，其中的一条来自母方，另一条来自父方。因此，多数情况下，此种遗传病小朋友的父母均为致病基因携带者。

常染色体显性遗传病（AD）是指致病基因位于常染色体上，且单个等位基因发生突变即可起病的遗传性疾病。常见的亚型包括：①完全显性；②不完全显性；③不规则显性；④共显性；⑤延迟显性；⑥从性显性等。

X连锁遗传是指一些性状或遗传病的基因位于X染色体上，包括隐性遗传及显性遗传。X连锁显性遗传即只要有一个X染色体有基因突变就可患病，男女均可患病，临床上很少见。X连锁隐性遗传，即女性两个X染色体上均有突变或男性X染色体突变患病，因为男性的性染色体为XY，女性为XX。因此，此类遗传病患者常为小男孩。

如果妈妈是PID致病基因突变携带者，可以生育健康宝宝吗？

答案是肯定的。可以通过自然受孕或试管婴儿技术生育健康宝宝。对于自然受孕，此处以WAS综合征为例。该病为X连锁隐性遗传，如果怀孕宝宝为男孩，则50%的概率为正常宝宝,50%的概率患病。如果怀孕宝宝为女孩，则一半概率正常，而一半概率为携带者；对于携带者，绝大多数情况下宝宝不会罹患疾病，但极低概率情况下由于X染色体失活偏倚而导致WAS综合征发生。

因此，当携带PID致病基因突变的妈妈有生育需求时，一定要前往免疫科和遗传科完善遗传咨询及产前诊断等，保障健康宝宝的出生。

（作者：舒洲）

94 原发性免疫缺陷病丙球替代治疗的原则是什么?

人丙种球蛋白由众多供体(10000~50000人)的混合血浆经过一系列标准化流程制备而成,含有针对多种病原的保护性抗体。临床上,丙种球蛋白(IgG)的应用指征主要包括:①低IgG血症或抗体缺陷的替代治疗;②大剂量免疫球蛋白的免疫调节效应。

丙种球蛋白替代治疗是临床治疗很多伴抗体缺陷的原发性免疫缺陷病的重要手段。国际免疫学联合会推荐IgG水平严重下降和(或)抗体产生缺陷的所有PID患者都应接受IgG替代治疗。欧洲免疫缺陷病协会推荐IgG<2g/L的所有PID患者接受IgG替代治疗;若IgG水平为2~5g/L,则当IgG水平与反复感染相关时,使用IgG替代治疗;若IgG水平>5g/L,则当特异性抗体缺陷和严重反复感染时,使用IgG替代治疗。

根据美国过敏、哮喘与免疫学会关于 PID 使用 IgG 替代治疗的指南，应用丙种球蛋白替代治疗有效的疾病具体包括 X- 连锁无丙种球蛋白血症、常染色体无丙种球蛋白血症、普通变异型免疫缺陷、高 IgM 综合征、婴儿暂时性低丙种球蛋白血症（个别病例）、IgG 亚类缺陷（个别病例）、严重联合免疫缺陷、骨髓移植后 B 细胞功能植入失败者、湿疹、血小板减少伴免疫缺陷综合征、共济失调-毛细血管扩张伴抗体缺陷、裸淋巴细胞综合征、22q11 缺失综合征伴严重抗体缺陷、软骨-毛发发育不良、高 IgE 综合征伴严重抗体缺陷、NEMO 缺陷和 X- 连锁淋巴细胞增生症等。

2016 年，由中国、日本、新加坡及泰国等亚太地区的儿童免疫学家成立发起了亚太地区原发性免疫缺陷学会（APSID），该机构开展了 PID 患儿的 IVIG 治疗情况的调查，我国免疫学家也积极致力于推动符合适应证的 PID 患儿 IVIG 的使用。中华医学会儿科分会免疫学组定期开展培训，促进对 PID 患儿的管理和 IVIG 的规范使用。

临床实践中，丙种球蛋白替代治疗所需剂量主要根据小朋友体重、免疫球蛋白谷浓度、临床是否有感染等确定，因此，建议小朋友在免疫科医生指导下，制定个体化的丙种球蛋白替代治疗方案。

（作者：舒洲）

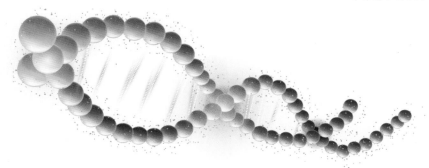

95 患原发性免疫缺陷病的小朋友能打疫苗吗？

免疫功能正常的小朋友，可通过疫苗接种预防多种疾病。患有原发性免疫缺陷病（PID）的小朋友存在不同基因缺陷导致的免疫功能受损，因此其遭受各类感染的概率会明显高于正常人，接种疫苗也是保护患病小朋友的必要措施。

患有原发免疫缺陷病的小朋友到底能不能打疫苗，必须先考虑两个问题：第一个是安全性，第二个是免疫保护效应，即是否可以产生保护性抗体。

无论是存在免疫功能缺陷还是正常的小朋友，接种灭活疫苗的安全性都是一样的。但是，部分患有免疫缺陷病的小朋友，接种活疫苗后可能会出现疫苗感染。例如，存在 T 细胞功能缺陷的小朋友应避免接种减毒活疫苗，否则可能引起疫苗感染。我国目前常用减毒活疫苗有卡介苗、口服脊髓灰质炎疫苗、麻疹疫苗 - 风疹疫苗二联疫苗或麻疹 - 腮腺炎 - 风疹三联疫苗、乙型脑炎疫苗、水痘疫苗、流行性感冒减毒活疫苗和轮状病毒疫苗等。我国常用的灭活疫苗有乙型肝炎疫苗、灭活的脊髓灰质炎疫苗、流感嗜血杆菌疫苗、甲型肝炎疫苗、流行性脑脊髓膜炎疫苗、流行性感冒灭活疫苗、肺炎球菌多糖疫苗等。补体缺陷的小朋友，接种疫苗没有禁忌。存在非 T 细胞缺陷、非吞噬细胞障碍的小朋友，接种减毒活疫苗前应咨询免疫科医生。

如存在抗体缺陷，产生的免疫反应更弱。所以可以额外加强疫苗接种，以保证获得免疫保护效应，但需在免疫科医生指导下接种。对存在免疫功能缺陷的小朋友，如果同类疫苗既有灭活疫苗，也有减毒活疫苗，建议接种灭活疫苗。

总体来说，存在免疫功能缺陷的小朋友在接种疫苗时，需在免疫科医生指导下进行，由其根据每个小朋友的具体情况，制定个体化的免疫接种方案。在接种前，家长应了解清楚疫苗的类别，准确告知医生小朋友的基础疾病，并做好相应的接种记录。接种前进行仔细评估，可以最大限度保障小朋友安全，避免不良反应。遇到特殊情况，比如需要紧急接种时，要及时联系免疫科医生。

（作者：韩彤昕）

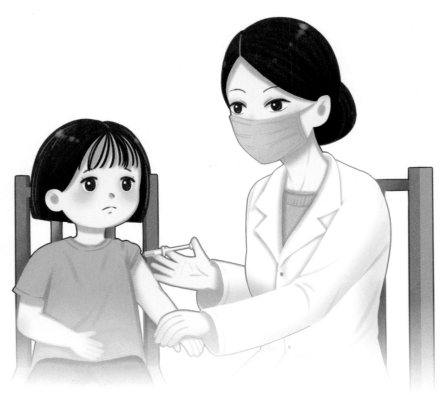

96 疫苗接种时应该注意什么？

　　一般情况下，患免疫病的小朋友可以正常接种灭活疫苗。在接种疫苗时，要告知医生小朋友所患基础疾病和正在使用的药物。疫苗需在小朋友病情稳定的情况下接种，新患病或者近期有过复发，再或者正处于病情活动期者，建议暂缓疫苗接种。不同的免疫病小朋友进行疫苗接种的原则不尽相同，建议疫苗接种前由熟悉小朋友病情的免疫科医生与保健科医生联合制定详细的免疫计划。

（作者：韩彤昕）

应注意

- 告知保健科医生小朋友所患基础疾病和正在使用的药物
- 疫苗需在小朋友病情稳定的情况下接种
- 不同的免疫病小朋友进行疫苗接种的原则不尽相同
- 建议制定详细的免疫计划

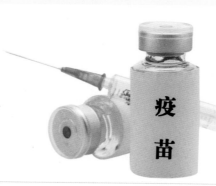

疫苗

97 如何管理好小朋友的就诊记录？

　　小禾医生经常遇到一些家长，自家小朋友的症状复杂，可能还曾在多家医院就诊。但是往往因为没有管好小朋友的病历，不能将小朋友的病情完全说清楚，轻则需要重复检查，浪费时间和金钱，重则影响诊断。因此，准确、全面地记录小朋友病情的变化，整齐、有序地管理好病历资料，尽量给医生提供重要的信息资料，对于医生充分了解病情，准确诊断和治疗疾病至关重要。

　　临床上有些症状是一过性的，可能到医生那里就诊的时候，该症状已经消失了，但是医生可以根据既往症状做出正确诊断。特别是，有时小朋友因为要上学，就诊时未到场，而请家长代为就诊。如果家长对小朋友的病情做了详细的记录，而且在他发热、出皮疹的时候拍摄并留存了照片，医生就可以根据这些资料做出较准确的诊断。相对而言，由于没有记录、没保管好病历资料而耽误病情的例子不胜枚举。

　　另外，如果曾经到医院就诊或住院，建议向主管医生咨询作为家长要学习些什么、准备些什么、记录些什么、这样就可以做到有的放矢，也可以在复诊时向医生提供药物疗效或副作用等方面的准确信息，便于医生及时调整治疗方案。

（作者：徐晓琳）

98 如何做好定期门诊复查?

家长们到免疫科门诊，就诊完毕后常常会引发一些困惑，医生说的没记住，想问的问题忘了问……那么，如何才能完美高效地完成一次复诊呢？

准备资料

①基本物品：包括就诊时需要的就诊卡或者二维码，就诊途中需要的药品、必备生活用品和备用口罩等，记录用的纸笔等。

②整理资料：将小朋友患病以来的资料按照时间顺序整理好，近期的检查化验单建议单独放置。

③等候就诊：准备好就诊卡，上次就诊记录，梳理一下自己想问的问题，注意关注叫号信息，按照提示在相应的等候区等候，以免错过叫号。

就诊

叙述病史：提供上次就诊记录，本次的检查报告，叙述自上次就诊后小朋友的症状变化，如果医生询问一些其他情况，要准确提供。

听医生说：医生做出判断后，会跟您交代调整治疗的情况，一定要认真听清楚，不要因为忙着整理物品或者想着开药、预约挂号之类的事情而错过重要的治疗信息。

记录

建议准备纸和笔，边听边记录。

互动

医生可能会和您沟通几种治疗方案的利弊，与您一起决策，您需要积极参与互动，如果一时决定不下来，也可以向医生说需要先跟家人商量下，医生会给您预留时间。最后别忘了跟医生讨论您事先准备好的问题，一一问清楚，并且记录下来。

就诊结束

记得向医生确认是否需要开下次的化验单，或预约医生下次的门诊。

离开诊室后，整理好物品、资料，再次梳理思路，确定是否有遗漏的事项没有询问。

确认是否有当天需要交费或者预约的项目，如果有开药，记得及时取药，并注意药品里有无需要低温保存的。

相信按照以上的方法去做，您就会感觉就诊过程更顺利和清晰了。您的努力，一定会对小朋友的治疗和康复有帮助的。

（作者：韩彤昕）

 # 为什么要参加临床试验？

从小朋友的角度讲，参加新药研究可以使小朋友尽早获得新药的治疗效果，对于反复发作且目前所用药物疗效不佳的慢性疑难杂症小朋友而言，临床试验新药是个不错的选择。

参加临床试验可以在一定程度上减轻小朋友的经济负担，因为临床试验药物可以免费提供，同时，参加临床试验的小朋友可以进行免费的与该临床药物试验相关的检查。

另外，根据临床试验需求，参加临床试验的患者，其病情可能会得到更加严密的监测。当然，参加临床药物试验也会对相应疾病的治疗和研究做出贡献，给该病的其他患者带来福音。

但是，临床药物试验毕竟是一种试验性研究，小朋友在享受它的好处的同时，也要承担一定的风险。

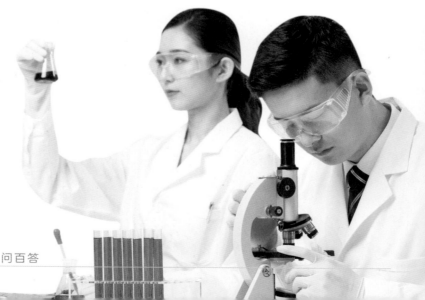

具体来说，进行临床药物试验的风险主要有两个：第一，因为处于试验阶段，治疗的效果无法完全确定。第二，参与试验的患者可能会出现一些不良反应，甚至是一些之前没有出现过的不良反应。不过大家不要太过顾虑这些风险，因为临床试验有严格的法律法规和政策规范约束以及严格的操作流程，可以最大限度地减少风险，保证受试者的安全。

　　为了遵循临床药物试验的三大原则（伦理道德原则、科学性原则、依法原则），保证试验的合法性、科学性以及最大限度保障小朋友利益，临床药物试验建立了一套复杂且必要的流程。

　　临床药物试验的流程，大部分由申请单位与实际执行单位落实。对于参加临床药物试验的小朋友，家长只需要与相关医务人员做好沟通，签订知情同意书及相关文件后，积极配合医生工作就行了，同时要做到遵医嘱，按时用药，按时做检查，按时复诊。

（作者：徐晓琳）

100 我们是小禾，怎样找到我们？

　　由于不了解医院和大夫，小朋友及家长在治病过程中走弯路的事情不胜枚举。通过本书的介绍，读者们想必能够了解到，风湿免疫病的症状比较复杂，可能表现为发烧、皮疹、头痛、关节痛、腹痛，白细胞、血小板低，尿蛋白等。因此很多小朋友被家长带到不同科室问诊，有时只注重局部症状的控制，而忽略了免疫系统异常这个根本问题。可以说，小朋友找到能切实治疗其疾病的大夫很难。

　　多年来，小禾医生经常与病情不同、心境不同的小朋友和家长交流，有很多感想，但平时在互联网上、门诊或者病房的时候，没有机会与大家细致沟通，心中总有不少遗憾。在本书中，我们就常见的通识性问题，细致用心地向您讲解，仿佛伴您度过了一段愉悦的旅程。当您打开这本书，很快就会发现儿童风湿免疫病并没有想象中那么难治，可能通过吃药、打针就可以控制甚至治好。

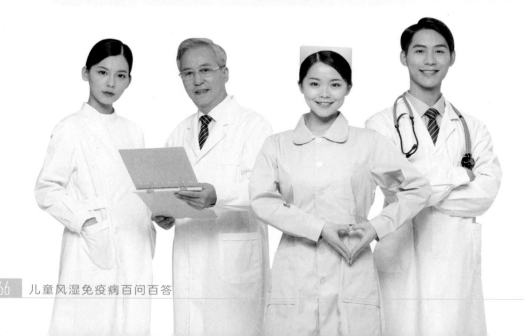

北京儿童医院免疫科在科室主任毛华伟教授的带领下，将依托国家儿童医学中心这一强大服务平台和与时俱进的诊疗技术，秉承"循证精准医疗、科学创新发展"的理念，采用国内外最新诊疗理念和策略，开展规范化临床诊治的实施和临床转化创新研究，旨在为小朋友提供最优的精准诊治方案、健康照护和慢病管理方案，以期最大限度改善小朋友预后，为风湿免疫病患儿的健康保驾护航。

打开本书，您将发现，小禾医生并不是那么难找，您可以关注公众号"北京儿童医院服务号"预约挂号。您也可以下载"北京儿童医院APP"进行注册及预约挂号。如您仍有疑惑，欢迎您关注我们的公众号，在公众号后台寻找更多需要的信息。

（作者：徐晓琳）

扫一扫关注儿童医院免疫科公众号

用药提示

出现症状必要时服用

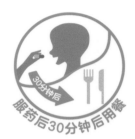
服药后30分钟后用餐

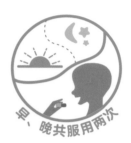
早、晚共服用两次

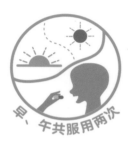
早、午共服用两次

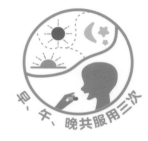
早、午、晚共服用三次

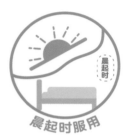
晨起时服用

睡前服用

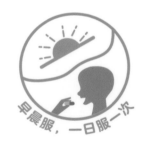
早晨服，一日服一次

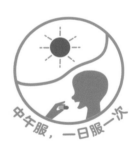
中午服，一日服一次

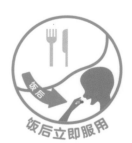
饭后立即服用

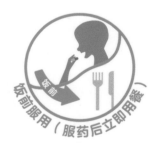
饭前服用（服药后立即用餐）

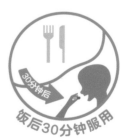
饭后30分钟服用

注：揭下后贴在药瓶（药盒）上。

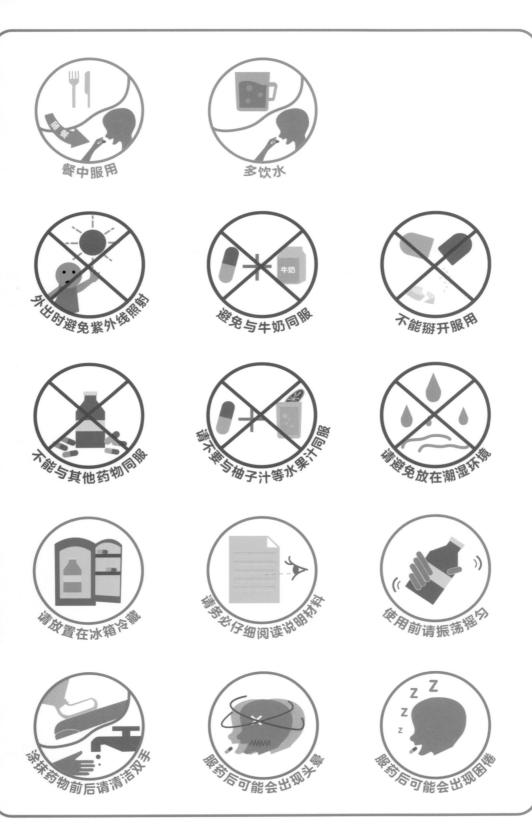